T0197276

Der Kinderarzt vom Bodensee – Medizinische Tipps für Eltern

Christof Metzler

Der Kinderarzt vom Bodensee – Medizinische Tipps für Eltern

Husten, Fieber, Impfungen & Co.

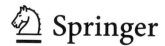 Springer

Christof Metzler
Langenargen
Deutschland

ISBN 978-3-662-63389-2   ISBN 978-3-662-63390-8   (eBook)
https://doi.org/10.1007/978-3-662-63390-8

Die Deutsche Nationalbibliothek verzeichnet diese Publikation in der Deutschen Nationalbibliografie; detaillierte bibliografische Daten sind im Internet über http://dnb.d-nb.de abrufbar.

Umschlagfoto: © sato00/stock.adobe.com

Planung: Dr. Christine Lerche
Springer ist ein Imprint der eingetragenen Gesellschaft Springer-Verlag GmbH, DE und ist ein Teil von Springer Nature.
Die Anschrift der Gesellschaft ist: Heidelberger Platz 3, 14197 Berlin, Germany

Vorwort

Noch ein Eltern-Ratgeber? Gibt es noch nicht genug? Fragen, die ich mir selbst auch stellte, das gebe ich offen zu. Als Anbieter eines seit 2011 bestehenden und zwischenzeitlich „angesagten" YouTube-Kanals („Kinderarzt vom Bodensee") zu analysieren, was denn die meist gefragten und umstrittenen Themen sind und daraus ein Buch zum Nachlesen zu machen, war für mich allerdings dann doch ein ausreichender Anlass.

So halten Sie nun einen Ratgeber in Händen, der zwei Absichten vereint: auf den Punkt zu bringen, nach was Menschen im Internet auf meinem Kanal am häufigsten suchen, und was ich als erfahrener Kinder- und Jugendarzt dazu und darüber hinaus schreiben möchte. Dies bedeutet jedoch zugleich, dass nicht alle Themen behandelt werden können und deshalb kein Anspruch auf Vollständigkeit besteht.

Eltern sind oft zurecht und manchmal unnötigerweise in Sorge und Angst, wenn ihr Kind Krankheitssymptome zeigt. Ich mache regelmäßig die Erfahrung, dass Aufklärung und Wissen über deren Grund und Auswirkung Sorgen und Angst reduzieren.

So wünsche ich mir und Ihnen, dass dies mit diesem Ratgeber genauso wie mit dem YouTube-Kanal gelingen wird.

Um das Lesen zu vereinfachen meine ich mit Kinderarzt immer gleichbedeutend die Kinder- und Jugendärztin und den Kinder- und Jugendarzt sowie mit Patient auch die Patientin.

Langenargen, im September 2021   Christof Metzler

V

—

Inhaltsverzeichnis

Über den Autor

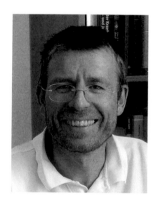

Christof Metzler Dr. med. Geboren 1961 in Friedrichshafen-Ailingen am Bodensee

Verheiratet, Vater von vier erwachsenen Töchtern, Großvater

Studium der Humanmedizin in Frankfurt/M. und Freiburg/Brsg. von 1983–1989

Promotion 1991 an der Albert-Ludwigs-Universität Freiburg über das Thema: Die Prognose von Kindern mit Kardiainsuffizienz im Säuglingsalter

Facharztausbildung zum Kinder- und Jugendarzt in der Kinderklinik der Klinik Friedrichshafen

1998 Niederlassung in eigener Praxis als Kinder- und Jugendarzt in Langenargen am Bodensee

Seit 2000 Konsiliararzt für Neugeborene der Klinik Tettnang

Buch- und Hörbuchautor („Mein Kind im ersten Lebensjahr" und „Mein Kind im zweiten bis siebten Lebensjahr") Ersterscheinung des Hörbuches 2011, Erscheinung der zweiten Auflage des Buches 2016

Präsenz auf Youtube seit 2011 mit dem Info-Kanal „Der Kinderarzt vom Bodensee" mit über 130 Videos zu den mehr oder weniger drängenden Themen, Fragen und Problemen aus der Sprechstunde

1

Das optimierte Bäuerchen, oder: Wie stößt mein Baby am besten auf?

Der Wunsch, dem Baby bestmöglich beim Aufstoßen helfen zu können, ist offensichtlich sehr groß: Es ist das meist angeklickte Thema meines Youtube-Kanals. Die „normale" Methode, das Baby an die Schulter zu legen, ihm auf den Rücken zu klopfen und zu warten, bis es aufstößt, scheint also häufig nicht ausreichend zu funktionieren. Allerdings ist die „Optimierung" dieser Methode gewöhnungsbedürftig und erfordert durchaus etwas Mut und Vertrauen!

Wie auf dem Foto (Abb. 1.1) zu sehen ist, wird dabei das Baby mit seinem **Bauch auf die Schulter** gelegt, sodass der Kopf auf dem Rücken über dem Schulterblatt zum Liegen kommt. Das sieht nur scheinbar unbequem aus – denn den meisten Babys gefällt diese Lage. Weil Druck auf den Bauch ausgeübt wird, stoßen sie tatsächlich schneller und besser auf. Dabei kommt auch mal etwas Milch mit der Luft mit – deshalb unbedingt eine Stoffwindel oder ein Handtuch unterlegen. Und ganz wichtig: Halten Sie das Baby mit der ganzen Hand sicher fest, indem Sie seinen Oberschenkel umklammern. Eine sanfte Schaukelbewegung können Sie leicht erzeugen, wenn Sie dabei langsam laufen. Und die freie Hand findet meist automatisch Babys Rücken zum zarten Beklopfen.

Ein Versuch lohnt sich immer
Schon manche zunächst skeptischen Eltern wurden eines Besseren belehrt, wenn sie diese Haltung ausprobierten. Viele Babys beruhigen sich in dieser Position schneller und schlafen sogar dabei ein. Versuchen auch Sie es einmal mit Ihrem Kind, vor allem, wenn es Probleme mit dem Aufstoßen hat und kaum zu beruhigen ist.

© Der/die Autor(en), exklusiv lizenziert durch Springer-Verlag GmbH, DE, ein Teil von Springer Nature 2021
C. Metzler, *Der Kinderarzt vom Bodensee – Medizinische Tipps für Eltern*,
https://doi.org/10.1007/978-3-662-63390-8_1

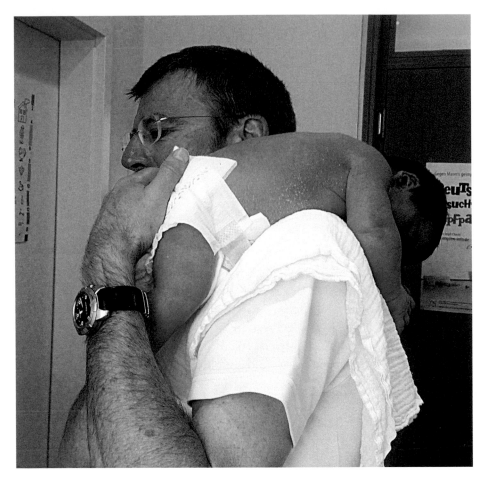

Abb. 1.1   So liegt das Baby auf Ihrer Schulter

2

Warum schreit mein Baby?

Wenn ein Baby schreit, hat es dafür immer einen Grund, den es aufgrund der fehlenden Sprache nicht nennen kann. So können wir Erwachsenen nur über die Gründe für das Schreien spekulieren: Tatsächlich schreien Babys nämlich wegen ganz banaler Gründe wie Langeweile oder Müdigkeit genauso wie wegen stärkster Schmerzen an Leib und Seele.

Gut ist, jedenfalls, wenn man die häufigen Gründe kennt:

Einfach zu erkennen ist es, wenn **Hunger** der Grund ist, dann ist nämlich nach dem Stillen oder Füttern Stille. Schreit das Kind auch nach dem Füttern, gedeiht es nicht und wirkt auch sonst sehr unzufrieden, bekommt es mit größter Wahrscheinlichkeit zu wenig Nahrung. Genauso aber kann auch das Gegenteil der Fall sein: Bekommt das Kind **zu viel Milch**, kann der übermäßig gefüllte Magen drücken und schmerzen und wieder Schreien verursachen. Diese Gefahr droht besonders dann, wenn Babys aufgrund ihrer Unruhe und ihres Schreiens sofort wieder an die Brust oder die Flasche genommen werden, auch wenn die letzte Fütterung erst kurze Zeit zurück lag.

> **Tipp**
>
> Wenn Überfütterung vermutet wird:
> - die tägliche Milchmenge dokumentieren – sie sollte etwa 1/6 des aktuellen Körpergewichtes betragen
>   (Beispiel: bei 3600 g Gewicht entsprechend 600 ml Milch)
>   und/oder
> - die wöchentliche Gewichtszunahme bestimmen (normal: 150–250 g).

C. Metzler, *Der Kinderarzt vom Bodensee – Medizinische Tipps für Eltern*, https://doi.org/10.1007/978-3-662-63390-8_2

Bei gestillten Kindern geschieht es oft, dass sie deutlich mehr Muttermilch bekommen, als sie eigentlich brauchen. Sie können rasch ein moppeliges Aussehen bekommen und dabei dennoch völlig zufrieden sein. Wenn gestillte Babys aber tatsächlich unter einer Überfütterung leiden und deswegen schreien, so wird dies besser, wenn längere Pausen zwischen den Fütterungen eingehalten werden (z. B. durch einen Spaziergang statt Anlegen oder durch versuchsweises Anbieten einer Wasserflasche statt Milch).

Plötzliche Unruhe und Aufschreien während der Fütterung und im zeitlichen Zusammenhang mit Wind- und Stuhlabgang

Große Verunsicherung ruft ein häufiges Phänomen der Babys bis zum Alter von etwa zwölf Wochen hervor: eine plötzliche Unruhe, das Kind schreit unvermittelt während des Stillens oder der Flaschenfütterung auf. Der Grund dafür wird Sie wahrscheinlich überraschen: Dahinter steckt eine übermäßige Empfindlichkeit des Enddarms bzw. des Anus. Und nicht – wie meist vermutet – eine schlechte Milch! Wie kommt das? Offensichtlich haben die Babys in den ersten Lebenswochen eine Art Missempfindung beim Abgang von Wind und Stuhl. Wenn Sie Ihr Baby diesbezüglich einmal beobachten, werden Sie feststellen, dass es oft kurz vor und während des Abgangs von Winden oder Stuhlgang unruhig ist und dabei oft auch schreit.

> Wenn oben was reingeht, kommt unten was raus!

In dem Moment, in dem der Mund Nahrung aufnimmt, beginnt gleichzeitig der **gesamte** Darm zu arbeiten. Das bedeutet, dass der Enddarm sich ebenfalls an seine Arbeit macht und, wenn er mit Luft oder Stuhl gefüllt ist, sich während des Fütterns entleert. Wie Sie nun wissen, führt genau diese Entleerung zu Missempfindungen. Damit erklärt sich die Unruhe und Schreien während des Fütterns!

Die abendliche Schreiphase

In den ersten drei Monaten haben die meisten Babys eine seltsame Angewohnheit, die Sie unbedingt kennen sollten: Sie schreien jeden Tag gegen Abend immer etwa zur gleichen Uhrzeit eine bestimmte Zeit lang. Und das tun sie mit einer Regelmäßigkeit, nach der Sie fast Ihre Uhr stellen könnten. Dabei sind sie durch keine Maßnahme so richtig zu beruhigen. Ganz gleich, was Sie als Eltern versuchen: an die Brust anlegen, Fläschchen geben, herumtragen, spazieren gehen, Zäpfchen oder Kügelchen geben – nichts vermag sie richtig zur Ruhe zu bringen. Zwar hält der „kleine Schreihals" kurz inne, wenn Sie ihm Tropfen gegen Blähungen geben. Das kommt aber ausschließlich daher, dass diese Tropfen angenehm süß schmecken (probieren und schmecken Sie einfach mal selbst). Würden wirklich Blähungen der Grund für das Schreien sein, dann bräuchte es eine ganze Weile, bis diese Tropfen die Luft im Magen und Darm zum Verschwinden bringen und dadurch den schmerzhaften Druck im Bauch beseitigen würden. Außerdem – warum sollte ein Baby nur abends innerhalb eines immer gleichen Zeitfensters wegen Blähungen schreien und sonst nicht? Tatsächlich sind die Gründe für diese abendliche Schreiphase bis heute nicht bekannt – es bleibt erstens der Rat, sie einfach hinzunehmen als etwas, was zum Babysein dazugehört, und zweitens nur der Trost, dass sie nach etwa drei Monaten von alleine wieder verschwindet.

Wenn das Baby dauernd schreit …
… dann ist das eine große Belastung für Sie als Eltern und natürlich suchen Sie Hilfe. Viele Mütter und Väter kommen deshalb in die kinderärztliche Sprechstunde. Wenn organische Ursachen wie zum Beispiel der schmerzhafte Rückfluss von Mageninhalt in die Speiseröhre oder eine Milcheiweißallergie ausgeschlossen worden sind (um nur zwei von vielen möglichen Ursachen zu nennen), wird als Ursache eine sog. Regulationsstörung angenommen. Das bedeutet, vereinfacht gesagt, dass das Baby nicht mehr „runterfahren" kann, also keine (innere) Ruhe mehr findet. Daraus entwickelt sich schnell ein Teufelskreis: Sie versuchen verzweifelt, das Baby irgendwie zu beruhigen (z. B. durch Herumtragen und häufiges Anlegen oder Füttern). Darüber regt es sich erst recht auf und schlussendlich findet das Baby nur durch seine Erschöpfung in den meist viel zu kurzen Schlaf. Glücklicherweise gibt es in Deutschland mit der Schrei-Ambulanz eine Anlaufstelle für die meist sehr verzweifelten und von fehlendem Schlaf gezeichneten Eltern. Hier bekommen sie durch erfahrene Fachleute konkrete Hilfestellung, nötigenfalls auch durch einen stationären Aufenthalt.

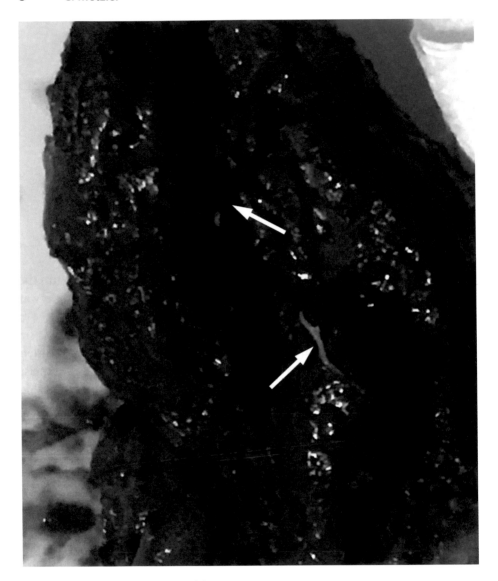

Abb. 3.1 Madenwürmer im Stuhl

klus geschlossen. Doch damit nicht genug: die Madenwurmeier können sich nicht nur auf der Haut, sondern auch in der Windel, in der Unterhose, im Schlafanzug, auf dem Leintuch und in der Bettwäsche – eigentlich im ganzen Zimmer – befinden. Sie sind nicht nur mikroskopisch klein, sondern auch luftig leicht. So werden sie zum Beispiel beim Bettenmachen oder Schmutzwäsche Sortieren mit dem Staub in die Luft gewirbelt, von uns eingeatmet, gelangen so auf die Rachenschleimhaut, werden geschluckt … – und jetzt wissen Sie schon, wie es weitergeht.

Wie wird man die Madenwürmer wieder los?

Eigentlich ganz einfach: Da die Madenwürmer nur wenige Wochen im Darm leben und dann ausgeschieden werden, verschwindet damit das Problem quasi von selbst, **wenn** kein Nachschub von oben kommt. Also darauf achten, keine Eier von ihnen zu erwischen. Zugegeben – das ist bei Kindern leichter gesagt als getan.

> Die wichtigste Regel: Händewaschen!

Der uralte Hinweis, sich vor jedem Essen und natürlich nach jedem Toilettengang sorgfältig die Hände zu waschen (am besten mit Seife), entpuppt sich hierbei als wichtigste Regel, die für Kinder und Erwachsene gleichermaßen gilt. Tatsächlich wäre damit das Madenwurmproblem weitgehend gelöst – wären da nicht die Eier in der Umgebung (denken Sie an die Wäsche) und wären da nicht die Mitmenschen, die um die Zusammenhänge nicht wissen und darüber hinaus von Hygiene nicht allzu viel halten. So können Sie sich jetzt selbst denken, dass Madenwurminfektionen sich auch mal über eine längere Zeit hinziehen können und es immer wieder zu neuen Infektionen kommen kann – insbesondere bei Kindergartenkindern. Und das ist gar nicht so selten. Sollten Sie und Ihr Kind bzw. Ihre Kinder davon betroffen sein, dann sind Sie in bester Gesellschaft – ich weiß, wovon ich spreche als Vater von vier Töchtern und als Kinder- und Jugendarzt nach über 25 Jahren Sprechstundenerfahrung.

Natürlich gibt es Medikamente (Anti-Wurmmittel) in Form von Saft und Tabletten, die die Würmer aus dem Darm entfernen können. Sie werden zum Beispiel von mir verschrieben, wenn der quälende Juckreiz über längere Zeit anhält. Da sie jedoch auch unangenehme Nebenwirkungen haben können, sollten sie nach meiner Meinung nicht leichtfertig und schon gar nicht regelmäßig gegeben werden. So ist zum Beispiel, wenn ein Madenwurm zufällig entdeckt wird und das betroffene Menschenkind keinerlei Beschwerden hat, zunächst nicht zwingend ein Antiwurm-Medikament erforderlich. Gegen den Juckreiz hilft sehr häufig das Auftragen einer Zinkpaste im Popobereich. Familienmitglieder ohne Symptome automatisch mitzubehandeln ist ebenfalls nicht sinnvoll. Dies ist es allerdings schon, wenn eine Familie die Würmer nicht mehr los wird und es möglicherweise einen „stillen" Überträger gibt.

Übrigens: Bauchschmerzen werden von den Madenwürmern eher selten verursacht – wenn doch, dann am ehesten bei massivem Befall. Und Knoblauch scheinen die Madenwürmer auch nicht zu mögen, sodass sie keine Lust auf einen längeren Aufenthalt im Darm haben. Das Problem ist nur, dass Kinder leider auch keine Lust haben, täglich Knoblauch in Unmengen zu essen.

Apropos einführen: Wenn das Zäpfchen nur halbherzig, das heißt, nicht in den Darm, sondern nur in den Analkanal eingeführt wird, kommt es meist postwendend wieder heraus. Deshalb muss es – am besten mit dem Kleinfinger – ausreichend tief in den Anus über den Widerstand des inneren Verschlussmuskels (das spüren Sie) hineingeschoben werden.

Ein immer wieder auftauchendes Problem ist zudem, dass durch das Einführen eines Zäpfchens provoziert wird, dass Stuhl abgeht. In einem solchen Fall findet sich das Zäpfchen gleich wieder zusammen mit dem Stuhl in der Windel. Selbstverständlich kann und soll es danach erneut eingeführt werden. Es dauert etwa 15–20 Minuten, bis das Zäpfchen im Darm vollständig aufgelöst und der Wirkstoff vom Körper aufgenommen ist. Nach durchschnittlich ca. 30 Minuten ist mit einer Medikamentenwirkung zu rechnen.

Und nur Mut: Mit dem von mir beschriebenen Vorgehen des Zäpfchen-Gebens können **keine** ernsten Verletzungen des Analkanals oder des Darmes verursacht werden!

Selbstverständlich ist es für alle Beteiligten unangenehm, wenn einem sich wehrenden Säugling oder Kleinkind gegen seinen Widerstand ein Zäpfchen eingeführt wird. Wenn es aber keine Alternative dazu gibt, weil auf keine andere Weise Medizin verabreicht werden kann, dann ist dieses Vorgehen das kleinere Übel. Ein typisches Beispiel dafür ist die Mundfäule, die meist mit Fieber einhergeht: Aufgrund der Schmerzen im Mund verweigert das Kind Essen und Trinken. Nur mit einer ausreichenden Schmerzstillung kann erreicht werden, dass wenigstens Flüssigkeit aufgenommen und so eine stationäre Therapie vermieden wird. Ein Schmerzsaft, den das Kind sofort wieder ausspuckt, hilft hier nicht weiter – die einzige Möglichkeit zuhause, zumindest am Anfang, sind Fieber-Schmerzzäpfchen.

5

Hautfremdkörper (Splitter) entfernen

Bei kleinen Kindern Splitter aus der Haut zu entfernen, ist keine leichte Aufgabe. Bei größeren Fremdkörpern ist es sicher sinnvoll, sie fachmännisch, gegebenenfalls auch unter einer kurzen Betäubung, entfernen zu lassen. Aber oft steckt ein vermeintlich kleiner Holz- oder Glassplitter scheinbar nur leicht unter der Hautoberfläche und Sie als Eltern möchten dem Kind möglichst schnell helfen. Da ist es sicher sehr hilfreich, über die bestmögliche Methode Bescheid zu wissen. Allzu viele Versuche haben die „Herauszieher" nicht. Denn wenn es zu lange dauert und wehtut, halten die Kinder nicht mehr still. Ich erlebe, dass viele Eltern mit einer „Splitterpinzette" oder einer Steck-/Nähnadel versuchen, den Splitter aus der Haut zu bekommen – was leider nur selten gelingt und deshalb rate ich dringend davon ab. Am besten geht es mit einer gelben Kanüle (mit der normalerweise Blut abgenommen wird).

> **Tipp**
>
> Erbitten Sie sich von Ihrem Arzt eine „gelbe" Kanüle oder besorgen Sie sich eine in der Apotheke als Instrument zur Splitterentfernung

Eine Kanüle ist vorne tangential angeschliffen. Mit ihr lässt sich die oberste Hautschicht (nerven- und damit schmerzfreie Hornschicht) anritzen und so der Fremdkörper von oben freilegen. So wird die meist unterschätzte festhaltende Klammerwirkung der Haut auf den Splitter reduziert. Mit der Spitze wird dieser dann von oben auf- oder seitlich angespießt und anschließend

C. Metzler, *Der Kinderarzt vom Bodensee – Medizinische Tipps für Eltern*, https://doi.org/10.1007/978-3-662-63390-8_5

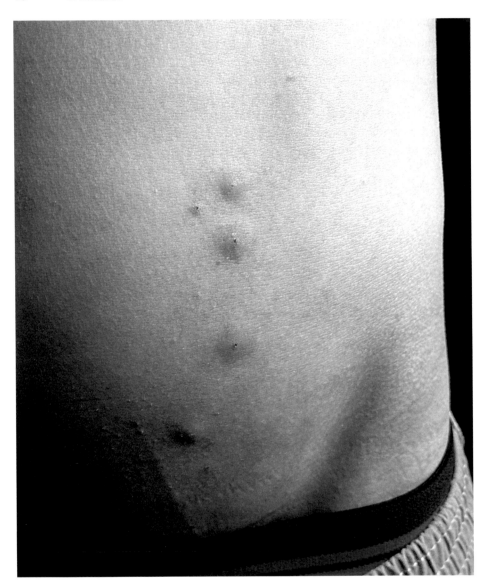

Abb. 6.1 typische Flohstich-„Straße"

Auch die kleinen süßen Igelchen, die Kinder auf der Straße oder im Garten finden, tragen Flöhe mit sich herum. Ihrer Fantasie sind keine Grenzen gesetzt, wenn Sie wissen wollen, wie man an Flöhe kommt. Flöhe sind sehr kluge Tiere (denken Sie an den Flohzirkus, den es sonst nicht gäbe).

> **Tipp**
> Wenn Sie wissen wollen, wie ein Floh aussieht und wie klug er ist, dann schauen Sie sich z. B. im Internet einmal ein Flohzirkus-Video an – Sie werden erstaunt sein.

Flöhe ruhen sich auch gerne einmal im Körbchen ohne das Haupt-Wirtstier aus. Bekommen sie aber Hunger und ist dieses nicht in der Nähe, dann ist ihnen das menschliche Blut auch recht, immer noch besser als nichts. Besonders von Kindern – Flöhe bevorzugen sie, weil sie es meist im Schlaf nicht merken, wenn sie heimgesucht werden und nicht nach ihnen schlagen.

Wenigstens einen Trost habe ich für Sie: Heutzutage übertragen Flöhe keine schlimmen Krankheiten mehr auf uns Menschen – sie sind also einfach „nur" noch lästig. Aber das reicht auch. Behandelt werden die Flohstiche wie Insektenstiche mit lokalen Maßnahmen (juckreizhemmende Hautgele bzw. Hautcremes).

Und wie wird man die Flöhe wieder los?
Das hängt davon ab, wie viele Flöhe bereits am Werke sind. Sind es nur einzelne, dann am einfachsten, indem man das Schlafzimmer ein paar Tage nicht benutzt und vollständig geschlossen hält. Ohne Blutmahlzeit sind Flöhe in wenigen Tagen verhungert. Einziges Problem sind die möglicherweise gelegten Floheier, aus denen wieder neue Plagegeister entstehen – wenn Sie Pech haben, sogar noch nach Monaten. Dann kommt man meist ohne stärkere „Geschütze" wie Anti-Floh-Zimmersprays oder gar den Kammerjäger nicht aus. Wenn in den folgenden zwei Wochen jedoch keine neuen Stiche mehr sichtbar sind, ist diese Floh-Episode wohl überstanden. Ich möchte Ihnen Mut machen: Nach meiner Erfahrung geht die Flohstichzeit selten länger als wenige Wochen.

7

Tastbare Lymphknoten

Hunderte kleiner, normalerweise nicht sicht- und tastbarer Lymphknoten befinden sich direkt unter unserer Haut und auch mitten in unserem Körper. Ihre Aufgabe besteht vereinfacht gesagt darin, ungebetene Gäste wie Bakterien, Pilze und Viren zu verarbeiten und unschädlich zu machen, genauso wie Verunreinigungen, die bei Hautverletzungen oder Stichen in den Körper gelangen. Sie sind „Knotenpunkte" des wichtigen Lymphsystems, bei dem die Lymphbahnen für die Vernetzung („Kanäle") zuständig sind. Über diese Lymphkanäle, die unsere Haut und unseren ganzen Körper durchziehen – vergleichbar mit den Venen und Arterien – werden die Lymphknoten mit Arbeit versorgt. Und wenn sie viel zu tun haben, werden sie dicker und größer und unter der Haut tastbar.

Für den Lymphknoten gilt: Arbeit macht dick.

Ein Insektenstich, eine kleine Hautschürfung oder ein Kratzer sind die typischen Auslöser für eine Vergrößerung des in der Nähe befindlichen Lymphknotens. Babys und Kleinkinder kratzen sich gerne im Gesicht und am Kopf – so erklärt sich, dass häufig einzelne vergrößerte Lymphknoten am Kieferwinkel und am Hals, hinter den Ohren, am Hinterkopf und im Nackenbereich zu tasten sind. Ebenfalls häufig sind tastbare Knoten in den Leisten. Denn dort haben die Lymphknoten ständig viel zu tun – sie sind für die Beine und Teile des Bauchinneren „zuständig". Bei schlanken Menschen sind wegen

© Der/die Autor(en), exklusiv lizenziert durch Springer-Verlag GmbH, DE, ein Teil von
Springer Nature 2021
C. Metzler, *Der Kinderarzt vom Bodensee – Medizinische Tipps für Eltern*,
https://doi.org/10.1007/978-3-662-63390-8_7

der fehlenden Hautspeckschicht, in denen sie sich sonst leichter verstecken können, vergrößerte Lymphknoten leichter zu tasten.

> Ein einzelner verschieblicher, tastbarer Knoten ohne Hautrötung und ohne Druckschmerz ist meist harmlos!

Tastbare Knoten unter der Haut lösen oft die Angst aus, ob vielleicht eine bösartige Erkrankung vorliegen könnte? Ist ein einzelner tastbarer Knoten unter der Haut verschieblich, die Haut über ihm nicht gerötet und nicht schmerzhaft auf Druck, besteht kein Grund zur Sorge.

> Warnzeichen sind Schmerz, Fieber, viele Knoten, allgemeine Beeinträchtigung!

Eine Lymphknotenentzündung geht mit Schmerzhaftigkeit bei Druck und meist auch Fieber einher. Sie ist ein Grund, die Sprechstunde aufzusuchen. Sind mehrere Knoten an verschiedenen Körperstellen tastbar, das Kind anfällig für Infekte oder allgemein in seiner Leistungsfähigkeit beeinträchtigt, dann ist unbedingt eine ärztliche Untersuchung erforderlich.

8

Fieber – aber natürlich

Eigentlich ist Fieber die natürlichste Sache der Welt. Eigentlich. Denn wenn etwas natürlich ist, sollten wir doch „natürlich" darüber Bescheid wissen. Der Alltag in meiner Sprechstunde zeigt etwas anderes: Er ist geprägt von Angst und Unwissen über das Fieber.

Ab wann ist Fieber gefährlich?

NICHT 40 °C, sondern 42 °C ist die obere Grenze, ab der das Eiweiß in unserem Blut gerinnt und deshalb Lebensgefahr besteht. Wenn sich dies als Allgemeinwissen durchsetzte, hätte es für mich als Kinderarzt eine große Bedeutung: Es würden alle (meist nächtlichen) Anrufe besorgter Eltern wegfallen, in denen die Frage gestellt wird: „Mein Kind hat 39,9 °C Fieber, ich habe schon ein Fiebermittel gegeben, was muss ich jetzt noch tun?"

Wenn unser Körper mit unangenehmen oder gar gefährlichen Krankheitserregern den Kampf aufnimmt, dann erhöht er meist die „Betriebs"-Temperatur, um besser und erfolgreicher kämpfen zu können. Das also ist Fieber: Eine bewusste Erhöhung der Körpertemperatur, um Krankheiten besser abwehren zu können. Und bei Kindern geschieht das einfach schneller und höher als bei Erwachsenen. Kinder haben auch bei einem banalen Schnupfen mal Fieber von 40 oder 41 °C – das muss man wissen. Auch, dass die Höhe des Fiebers nicht immer im Zusammenhang steht mit der Schwere der zugrundeliegenden Erkrankung! Freilich ist Fieber immer eine Ausnahmesituation und damit mehr oder weniger anstrengend für den Patienten. Deshalb kann eine Fieber-Schmerzmittelgabe durchaus sinnvoll sein, wenn es allzu anstrengend

C. Metzler, *Der Kinderarzt vom Bodensee – Medizinische Tipps für Eltern*, https://doi.org/10.1007/978-3-662-63390-8_8

und schmerzhaft oder nichts mehr getrunken wird und der oder die Fiebernde keinen Schlaf mehr findet. Aber Achtung bitte:

> **Nicht das Fieber, sondern den fiebernden Patienten behandeln!**

Im Umgang mit dem Fieber ist mir dieser Satz der wichtigste. Fieber muss nicht unterdrückt werden, nur weil es da ist. Fieber gehört ja zum Kranksein dazu. Die typischen Fiebersymptome wie Kopf- und Gliederschmerzen werden meist allein dadurch besser, dass man sich hinlegt. Die Gefahr – gerade bei Kindern – ist, dass sie nach der Gabe von Fiebermitteln wie gedopt sind, ihre Schmerzen nicht mehr spüren, aufstehen, sich bewegen und spielen, als wären sie gesund. Fiebernde Kranke sollen sich aber schonen und ausruhen! Lässt die Wirkung der Medizin nach, steigt das Fieber wieder und die lästigen Symptome kehren wieder zurück. Deshalb empfehle ich, Kinder tagsüber möglichst fiebern zu lassen, sofern es gelingt, sie abzulenken und sie nicht zu sehr leiden. Die Fieberzeit ist nicht nur für das Kind eine Ausnahmesituation, sondern auch für die Eltern. Sie müssen deutlich mehr Zeit für Zuwendung, Trost und Ablenkung einplanen. Nachts allerdings sollen möglichst alle schlafen können – da sind Fieber-Schmerzmittel eine gute Hilfe.

> **Fiebermittel sind immer auch zugleich Schmerzmittel. Der Grund: Die Wirkstoffe wirken gleichzeitig auf die Fieber- und Schmerzrezeptoren.**

Geht das Fieber länger als drei Tage, ist spätestens jetzt eine ärztliche Untersuchung angezeigt. Bei einem Säugling schon früher, vor allem dann, wenn er sehr beeinträchtigt wirkt. Im Idealfall stellt der Arzt eine Diagnose, also die Ursache für das Fieber fest. Die Ursache des Fiebers zu behandeln ist natürlich allemal sinnvoller, als nur das Symptom Fieber. **Aber:** Die häufigste Ursache für Fieber ist die Auseinandersetzung des Körpers mit einem Virusinfekt – da gibt es in der Regel keine ursächliche Medizin.

> **Nur bei Fieber können ganz bestimmte chemische Reaktionen ablaufen, die die Vermehrung von Krankheitskeimen behindern.**

Das Fieber dient dazu, eine Krankheit schnellstmöglich zu überwinden. Fieber einfach nur deshalb, weil es da ist, ohne wirklichen Grund ständig senken zu wollen, ist nicht nur frustrierend, sondern meiner Meinung nach möglicherweise sogar oft eher kontraproduktiv und krankheitsverlängernd.

9

Der Fieberkrampf – nicht so schlimm wie er aussieht

Ein Grund, das Fieber mit aller Gewalt senken zu wollen, ist die Angst der Eltern vor dem **Fieberkrampf**. Deshalb ist es wichtig, über ihn genau Bescheid zu wissen. Circa 5 % aller Kinder bis etwa sieben Jahre bekommen in ihrer Kindheit mindestens einen Fieberkrampf. Das bedeutet, dass sie bei jedem auftretenden Fieber krampfen können – am häufigsten tun sie das bei einem plötzlichen, raschen Anstieg des Fiebers, seltener, wenn das Fieber schon da ist. Ab 38,5 °C besteht für diese Kinder „Fieberkrampfgefahr".

Ein Fieberkrampf sieht genauso aus wie ein epileptischer Krampfanfall: plötzliches Innehalten, Überstrecken, Augenverdrehen, Zuckungen. Er geht meist mehrere Minuten. Währenddessen ist das Kind nicht ansprechbar. Nach dem meist spontanen Ende des Anfalls wirken die Kinder verstört, verlangsamt und müde. Mir haben Eltern, die das zum ersten Mal unvorbereitet erlebt haben, berichtet, dass sie Todesangst um ihr Kind hatten.

Viele Eltern rufen sofort den (Kinder-)Notarzt, doch meist ist bei dessen Eintreffen der Anfall schon wieder vorbei. Die Temperaturmessung ergibt überraschend Fieber, das bis dahin von den Eltern oft noch gar nicht bemerkt wurde. In der Kinderklinik wird das Kind untersucht und nach Ausschluss anderer möglicher Krampfursachen die Diagnose Fieberkrampf gestellt. Sie werden mit einem Krampfanfall-Notmedikament (als Saft oder Zäpfchen) ausgestattet, das beim nächsten Krampfanfall, wenn er länger als zehn Minuten dauert, gegeben werden soll. Außerdem wird ihnen manchmal erklärt, dass sie zukünftig möglichst verhindern sollen, dass ihr Kind höher wie 38,5 °C fiebert. Und das ist eine Aufgabe, die natürlich niemand erfüllen kann. Denn Kinder neigen dazu, wenn sie krank werden, schnell einen rasanten Fieberanstieg zu haben. Und genau dabei, bei dem schnellen Fieberanstieg, tritt wie erwähnt typischerweise der Anfall auf. Es ist also vernünftiger, davon auszugehen, dass ein Fieberkrampf wieder einmal auftreten und nicht wirklich verhindert werden kann. Denn was passiert nach einer Fiebermittelgabe? Das Fieber sinkt für ein paar wenige Stunden, um dann, meist rasant, wieder anzusteigen. Und was passiert beim raschen Fieberanstieg …?

Eine andere Aussage ist viel wichtiger und entscheidender als Hilfe gegen die Fieberkrampf-Angst:

> Fieberkrämpfe sehen schlimm aus, haben aber in der Regel keine gravierenden Folgen.

Das ist in der Kinderheilkunde schon lange bekannt – aber von Nicht-Medizinern nur schwer begreifbar. Vielleicht hilft folgender Hinweis gegen Ihre eventuelle Skepsis: Fieberkrampfkinder haben meist erwachsene Verwandte, also (Groß-)Eltern, Tanten und Onkels, mit ebenfalls Fieberkrämpfen in der Vorgeschichte – schauen Sie doch einfach selbst und fragen nach, was aus ihnen geworden ist.

> **Mein Fazit: Fieber ist normal und Fieberkrämpfe sind harmlos.**

10

Wadenwickel – gewusst wie und wann

Wadenwickel sind eine natürliche Art, Fieber zu senken. Mit dem Umwickeln der Waden mit feuchten Tüchern wird sowohl über direkte Abkühlung als auch über Verdunstungskälte die Temperatur des Blutes und damit des Körpers abgesenkt. Allerdings müssen zwei Voraussetzungen erfüllt sein, dass sie überhaupt angewendet werden können.

1. Die erste Voraussetzung ist, dass sie toleriert, also vom Kind angenommen und ausgehalten werden. Kleine Kinder unter zwei Jahren lassen nämlich diese Art von Umwickelung ihrer Beine oft nicht zu und strampeln sie weg.
2. Die zweite Voraussetzung ist, dass die Unterschenkel warm und nicht kalt sind. Denn nur dann lassen sie sich auch abkühlen. Bei Fieber, insbesondere zu Fieberbeginn, gibt es die Besonderheit der Zentralisation, was bedeutet, dass sich das Blut hauptsächlich im Körperzentrum, also im Rumpf, befindet und die Extremitäten nur wenig durchblutet werden. Entsprechend ist in den Beinen kaum Wärme und sie fühlen sich kühl an. Dann dürfen Wadenwickel nicht angewendet werden.

Sind die Unterschenkel des fiebernden Patienten aber warm und lässt er sich die Wickel auch anlegen, ist folgendes zu beachten:

Zum Schutz des Leintuches und der Matratze empfehle ich eine wasserdichte Unterlage wie zum Beispiel ein Moltontuch.

C. Metzler, *Der Kinderarzt vom Bodensee – Medizinische Tipps für Eltern*, https://doi.org/10.1007/978-3-662-63390-8_10

Übrigens: Dieser Schleim ist für ein weiteres Phänomen der Babys verantwortlich – das rasselnde Geräusch beim Atmen. Durch das Abhusten wird auch dies kurzfristig besser. Bis sich wieder Schleim angesammelt hat.

Und noch ein Übrigens: Hustenmittel, gleich welcher Art, helfen hier natürlich nicht. Oder glauben Sie ernsthaft, Schnäuzen und Räuspern wären durch Medikamente zu ersetzen?Eine spezielle Form des Babyhustens ist für mich der **Zahnungshusten**. Er kann aufgrund des vermehrt gebildeten Schleimes im Mund vor allem nachts sehr lästig sein – wenigstens endet er aber spätestens mit dem 20. Milchzahn.

Der **Reizhusten** ist in der Regel ein **trockener Husten**. Er entsteht durch eine Reizung der Schleimhäute im Mund-, Hals-, und Luftröhrenbereich. Er wird zwar meist durch Virusinfekte („Erkältungen"), aber auch durch trockene und staubige Luft verursacht. Dieser Husten kann die Nachtruhe erheblich stören. Hustenstiller-Medikamente können helfen, tun es aber leider nicht immer. Lutschbonbons (z. B. mit Salbei) wirken oft besser. Schleimlösende („normale") Hustensäfte haben so gut wie keine Wirkung. Aber ein Aufenthalt an der frischen Luft ohne Anstrengung sehr wohl!

Beim **Krupphusten** handelt es sich um einen auffallenden, durch Mark und Bein gehenden, hellen und bellenden Husten, der durch eine meist akute Schwellung des unteren Kehlkopfbereichs, der Stimmlippen und der oberen Luftröhre entsteht. Hier ist Kälte der Schlüssel zur Besserung. Kälte (wie zum Beispiel Eis oder das Trinken von eiskalten Getränken) führt dazu, dass der Kehlkopf abschwillt und damit der Husten nachlässt. Wegen seiner angstauslösenden Wirkung ist ihm ein eigenes Kapitel (Kap. 12.) gewidmet.

Der **Asthmahusten** ist dadurch gekennzeichnet, dass gleichzeitig ein ständiger Husten und eine hörbare Behinderung der Ein- und Ausatmung auftreten. Die Ursache liegt darin, dass die Bronchien verengt sind, was durch Asthmasprays gebessert werden kann. Bei kleinen Kindern sind oft (Virus-) Infekte die Auslöser für Asthmasymptome („infektgetriggertes Asthma") – mit zunehmendem Alter wird dies quasi von alleine besser. Ein ebenfalls häufiger Grund für Asthma ist eine Allergie, weshalb Allergieteste sinnvoll sind, um die Ursache zu erkennen und damit eventuell eine ursächlicheTherapie zu ermöglichen.

Beim **sinubronchialen Syndrom**, das bevorzugt bei älteren Kindern, Jugendlichen und Erwachsenen vorkommt, steht eine Sinusitis, also eine Entzündung der Schleimhäute der Kiefer-, Nasenneben- und Stirnhöhlen mit Schleimansammlungen im Vordergrund, durch die ein quälender Husten erzeugt wird. Hier wird der Husten erst besser, wenn diese Höhlen ihren Zuviel-Schleim durch entsprechende Maßnahmen wie z. B. Dampfinhalationen losgeworden sind.

Bei **plötzlich auftretendem ständigen Husten** müssen Sie überlegen, ob das Kind vielleicht einen Fremdkörper in die Lunge „aspiriert", also angesaugt haben könnte. Gerade Kleinkindern passiert es leicht, dass sie versehentlich Spielzeug-Kleinteile oder z. B. Erdnüsse einatmen, diese in die Luftröhre und Bronchien gelangen und ab sofort einen Dauerhustenreiz auslösen. Hier muss möglichst schnell gehandelt und der Fremdkörper entfernt werden. Dies ist leichter gesagt als getan – dafür braucht es Spezialisten in einer Spezialabteilung.

Endlich sind wir bei der **Bronchitis** angelangt, der Diagnose, an die bei Husten immer als erstes gedacht wird. Zu Unrecht, wie ich meine. Denn sie kommt bei Kindern wesentlich seltener als Hustenursache in Betracht als häufig angenommen. Bei der Bronchitis (-itis bedeutet immer Entzündung) befindet sich aufgrund der Entzündung der Schleimhäute viel Schleim in den Bronchien. Und den kann der Arzt beim Abhören auch richtig gut hören und somit die Diagnose Bronchitis stellen. Auch sie wird in den allermeisten Fällen durch Viren verursacht. Das bedeutet, nebenbei gesagt, dass Antibiotika (sie wirken nur gegen Bakterien) bei ihnen keine Wirkung zeigen. Mit dem Husten versucht sich der Körper von diesem lästigen Schleim zu befreien. Und dies kann durch Hustensäfte unterstützt werden.

Apropos Hustensäfte: Davon gibt es eine unglaubliche Vielzahl. Vor allem die pflanzlichen Hustensäfte erfreuen sich einer großen Beliebtheit und vielleicht haben Sie auch oft den Impuls, automatisch bei jedem Husten einen Saft hervorzuholen.

> Wenn Hustensäfte keine Wirkung zeigen: aufhören!

Ich werde nicht müde, immer wieder zu betonen, dass Hustensaft-Geben nur dann sinnvoll ist, wenn der Saft auch direkt wirkt. Denn oft genug wirken sie nicht, weil sie nicht zu der vorliegenden Hustenursache passen. Dann unbedingt damit aufhören und lieber etwas anderes ausprobieren. Nur wenn etwas hilft, hat es Sinn, es weiter zu geben. Denn jede Medizin hat Wirkung und Nebenwirkung. Ich frage Sie:

Wie sinnvoll ist es, bei fehlender Wirkung die Nebenwirkung in Kauf zu nehmen?
Außerdem ist es doch frustrierend, etwas zu geben und keinen Effekt zu bemerken – das kann leicht zum überflüssigen Aktionismus werden. Wenn Sie Ihrem hustenden Kind etwas Gutes tun wollen, dann müssen Sie frische Luft an es heranlassen. Das ist jedenfalls immer richtig und nie falsch.

> **Wichtig**
>
> Erste Regel beim Kruppsyndrom:
>   Ruhe bewahren, das Kind auf den Arm nehmen und Sicherheit, keinesfalls Angst, ausstrahlen.

Durch das Hochnehmen und die körperliche Nähe beruhigen Sie Ihr Kind und lindern die Angst.

> **Wichtig**
>
> Zweite Regel beim Kruppsyndrom:
>   Gehen Sie mit dem Kind auf dem Arm sofort an die frische Luft.

Die frische kühle Luft führt dazu, dass die Schleimhäute schnell abschwellen. Damit bekommt das Kind wieder besser Luft. Verlieren Sie also keine Zeit, packen Sie Ihr „kruppendes" Kind in die warme Bettdecke, setzen Sie ihm eine Mütze auf und gehen Sie auf den Balkon, die Terrasse oder vor die Haustür. Ist dies nicht möglich, können Sie sich auch ans offene Fenster stellen. Das ist immer noch besser, als ins Badezimmer zu gehen und dort mit heißem Wasser aus der Brause Dampf zu erzeugen. Vergessen Sie bitte schnell diesen veralteten Tipp.

Feuchte Luft allein bessert die Atemnot nicht, sie muss auch kalt sein. Bei einem Kruppanfall im Sommer, wenn die Nachtluft warm ist, kann es entsprechend helfen, den Kopf des Kindes ein paar Minuten in den Kühl- oder Gefrierschrank zu halten.

Ein eiskaltes Getränk hat ebenso einen abschwellenden Effekt. Ist Ihr Kind bereit und fähig, es schluckweise zu sich zu nehmen, hilft das auch.

Wenn es wieder besser Luft bekommt, hustet es weniger, zieht weniger ein beim Einatmen, beruhigt sich und kann so wieder zurück in den Schlaf finden. Am besten nehmen Sie es anschließend zu sich ins Bett und lassen das Fenster auf. Je kühler es im Schlafzimmer ist, desto besser.

> **Wichtig**
>
> Dritte Regel beim Kruppsyndrom:
>   Rechnen Sie mit Wiederholungen.

Haben Sie ein Kind, das zu Kruppanfällen neigt, dann müssen Sie bis etwa zum Schulalter damit rechnen, dass sie immer wieder auftreten. In einer „Krupp-Nacht" kann es deshalb durchaus auch ein zweites Mal notwendig sein, erneut an die frische Luft zu gehen. In der darauffolgenden Nacht müssen Sie ebenfalls mit einem erneuten Krupphusten und Atemnot rechnen, was allerdings meistens nicht mehr so schlimm ist wie in der ersten Nacht.

Ausgelöst wird das Kruppsyndrom durch ganz normale Erkältungsviren, aber nur bei den Kindern, die diese besondere Neigung haben. Tagsüber haben die Betroffenen meistens weniger Atemnot, sie sind hauptsächlich an der heiseren Stimme und dem hellen, bellenden Husten zu erkennen.

Je kleiner die Kinder sind, umso heftiger können sie durch diese Atemnot beim Kruppsyndrom beeinträchtigt sein. Rufen Sie den (Not-)Arzt an, wenn Sie mit den beschriebenen Maßnahmen keine ausreichende Besserung erreichen können. Auch werden Sie nach einem heftigen Kruppanfall Notfallzäpfchen oder einen Saft verschrieben bekommen, womit Sie im Wiederholungsfall eine sehr wirkungsvolle abschwellende Medizin zur Hand haben.

13

Säuglingsschnupfen

Wenn Babys nicht richtig Luft bekommen, weil ihre Nasenatmung behindert wird, dann schlafen und trinken sie schlecht. Und so leiden nicht nur sie selbst, sondern auch Sie als Eltern mit ihnen. Wie kann ihnen geholfen werden? Guter Rat ist da gar nicht so teuer, wenn man es nur weiß.

Weil sie so klein sind, gehen die Näschen sehr schnell zu. Sei es wegen Schnupfen oder auch nur, weil die Luft zu trocken ist. Abschwellende Nasentropfen, die es auch für Babys gibt, helfen kurzfristig ganz zuverlässig. Aber spätestens, wenn sie ständig (d. h. regelmäßig und länger als eine Woche) gegeben werden sollten, müssen verträglichere Alternativen gefunden werden, da sie sonst die Nasenschleimhäute dauerhaft schädigen.

Die Nase-Frei-Dreierkombination
Mit drei einfachen Maßnahmen können Sie vor allem nachts viel Gutes tun, um die Nase freizuhalten.

1. Heizung aus und Fenster wenigstens gekippt.
2. Bett schräg stellen – und zwar richtig schräg (siehe Abb. 13.1).
3. Eine rohe Zwiebel in Scheiben schneiden, auf einen Teller legen und neben das Bett stellen oder in einem Säckchen ans Bett hängen. Der Zwiebeldunst ist ein ätherisches Öl (ja, auch wenn es eher als unangenehm empfunden wird) mit nasebefreiender Wirkung. Probieren Sie es einfach aus. Das haben übrigens unsere Urgroßeltern schon gewusst und erfolgreich angewendet (da gab es noch keine Nasentropfen). Außer dem eigenwilligen

© Der/die Autor(en), exklusiv lizenziert durch Springer-Verlag GmbH, DE, ein Teil von Springer Nature 2021
C. Metzler, *Der Kinderarzt vom Bodensee – Medizinische Tipps für Eltern*,
https://doi.org/10.1007/978-3-662-63390-8_13

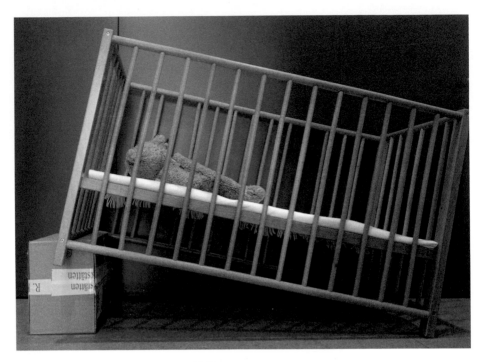

Abb. 13.1 So steht ein Bett richtig schräg

Geruch haben Zwiebeln keine Nebenwirkungen und wirken anhaltend. A propos ätherisches Öl: Auch der beliebte Engelwurzbalsam vermag unter die Nase gerieben diese freizuhalten. Solange die Haut es verträgt, können Sie dies auch probieren.

Leider ist der Säuglingsschnupfen ein Winter-Dauerthema bis etwa zum dritten Lebensjahr – dann erst kann ein Kind sich selbst helfen, indem es seine Nase putzt.

Tipp

Total unterschätzt: die Frischluft – also raus nach draußen!

Sie merken es bei sich selbst auch: Wenn Sie mit Schnupfen an die frische Luft gehen, ist Ihre Nase ruckzuck frei. Die kühle feuchte Luft wirkt abschwellend. Auch Ihr verschnupftes Baby wird im Kinderwagen beim Spaziergang selig schlafen, weil es eine freie Nase hat und dadurch ungehindert Luft bekommt. Und keine Sorge: An einer Frischluftvergiftung ist noch nie ein Mensch gestorben. Womit ich sagen will, dass es Babys mit Schnupfen draußen besser geht als drinnen, es sich also so viel wie es geht draußen, auf dem Balkon, der Terrasse oder am offenen Fenster aufhalten sollte.

14

Ohrenschmerzen

Kinder mit Ohrenschmerzen leiden sehr, vor allem wenn sie nachts auftreten. Wenn Sie die Besonderheiten des Ohrs kennen und die Symptome richtig deuten, können Sie mit den richtigen Maßnahmen wirkungsvoll helfen.

Der häufigste Auslöser von Ohrenweh ist nicht die Mittelohrentzündung, sondern ein schmerzhaft unter Spannung stehendes Trommelfell.

Das Trommelfell nimmt die Geräusche als Luftschwingungen auf und überträgt diese an die Gehörknöchelchen, die sie verstärken und an das Innenohr weitergeben. Es ist ein luftundurchlässiges, sehr empfindliches Häutchen, das das äußere Ohr vom Mittelohr, eine normalerweise luftgefüllte Höhle, trennt.

Die Bedeutung des Druckausgleichs

Damit das Trommelfell frei schwingen und dadurch Töne wie ein Mikrofon aufnehmen kann, muss ein gleicher Luftdruck auf beiden Seiten des Trommelfells herrschen. Dazu muss Luft über die Nase und über die Paukenröhre in die Mittelohrhöhle auf die Rückseite des Trommelfells gelangen.

Sie kennen den Druckausgleich beim Aufzug- oder Seilbahnfahren: Plötzlich ist das Ohr „zu" und Geräusche werden nur wie aus der Ferne wahrgenommen. Durch das bewusste Schlucken, Mund-öffnen wie zum Gähnen oder Nase-zuhalten und gleichzeitig Luftpressen spüren Sie ein Knacken im Ohr und in diesem Moment ist Ihr Ohr wieder frei.

Bei einem Schnupfen wird dieser Druckausgleich durch die Schwellung der Nasenschleimhaut behindert. Dies hat zur Folge, dass sich das Trommelfell durch den entstehenden Druckunterschied ausbeult und unter Spannung gerät. Je größer diese Spannung ist, desto größer ist der Schmerz.

Kleine Kinder können diesen Druckausgleich nicht bewusst machen. Bei ihnen erfolgt normalerweise ein unbewusster und „automatischer" Druckausgleich beim Schlucken von Essen und Trinken, beim Kopf-bewegen, Schreien und Gähnen. Im Schlaf machen sie jedoch dies alles nicht, wodurch es insbesondere bei Schnupfen nach ein paar Stunden zu einer sehr schmerzhaften Spannung am Trommelfell kommen kann. Typischerweise in der zweiten Nachthälfte wachen die Kinder deshalb plötzlich mit starken Ohrenschmerzen auf.

> Bei plötzlichen Ohrenschmerzen sofort Schmerzmittel geben und für eine freie Nase sorgen.

Ich nehme an, Sie hatten auch schon mal Ohrenschmerzen. Diese wollten sie bestimmt ganz schnell wieder loswerden. Da es eine Weile dauert, bis ein Schmerzmittel (als Saft oder Zäpfchen) wirkt, sollten Sie es so schnell wie möglich ihrem leidenden Kind geben. Außerdem ist es sinnvoll, alles dafür zu tun, dass es eine freie Nase und damit eine wichtige Voraussetzung zum Druckausgleich bekommt. Eine einfache Maßnahme ist das Einatmen von kalter Luft am geöffneten Fenster. Reicht das nicht, weil die Nase richtig zu ist, wirken abschwellende Nasentropfen schnell und zuverlässig. Bieten Sie Ihrem Kind etwas zu trinken an, denn beim Schlucken kann es zum ersehnten Druckausgleich kommen. Das merken Sie daran, dass Ihr Kind sich rasch beruhigt und wieder einschläft.

Wenn der Ohrenschmerz kommt und geht

Ein Ohrenschmerz, der kommt und geht, ist die Folge eines mehr oder weniger stark gespannten Trommelfells, also eines schlechter oder besser funktionierenden Druckausgleichs. Ein typisches Beispiel dafür ist ein verschnupftes Kind, das morgens nach dem Aufwachen über Ohrenweh klagt, nach dem Frühstück aber quietschfidel ist. Das Gleiche nach dem Mittagsschlaf: es steht mit Ohrenweh auf, das aber rasch nach einer Obstmahlzeit wieder verschwindet.

Sie wissen jetzt, dass Sie es bei solcherart Beschwerden mit einem Druck-
ausgleichsproblem zu tun haben. Solange Ihr Kind nicht fiebert und sonst gut
gelaunt ist, brauchen Sie nichts anderes zu tun, als für eine möglichst freie
Nase und einen erfolgreichen Druckausgleich zu sorgen. Für größere Kinder
ist Kaugummi kauen dabei eine gern angewandte Medizin. Mithilfe eines
Nasenballons (den es in der Apotheke gibt) kommen auch kleinere Kinder
spielerisch zum Druckausgleich.

Wenn der Ohrenschmerz anhält

Bei dauerhaften Ohrenschmerzen ist eine regelmäßige Schmerzmittelgabe oft
bis zur erlaubten Höchstdosis nötig. Auch sollten Sie nicht zu lange mit dem
Arztbesuch warten. Denn erst durch den Blick des Arztes in den Gehörgang
wird die Ursache erkennbar und damit eine gezielte Therapie möglich. Eine
Mittelohrentzündung tritt meist als Folge eines schon länger bestehenden
Schnupfens auf, bei dem es wegen des Verschlusses der Paukenröhre dazu ge-
kommen ist, dass sich Schleim in der Mittelohrhöhle aufgestaut hat. In diesem Schleim können sich Bakterien und Viren vermehren und zu einer Entzündung führen. Sie geht oft mit Fieber und einem deutlichen Kranksein des
Patienten einher. Sind Bakterien der Grund für eine fieberhafte Mittelohrentzündung, ist eine antibiotische Therapie erforderlich, die in der Regel innerhalb von zwei Tagen zu einer deutlichen Besserung führt.

Eine zweite mögliche Ursache für dauerhafte Ohrenschmerzen ist eine Ge-
hörgangsentzündung. Wenn kalter Wind um die ungeschützten Ohren pfeift,
kann die empfindliche Haut des Gehörganges sich danach sehr schmerzhaft
bemerkbar machen. Das Gleiche passiert auch nach Verletzungen des Gehörganges durch Reinigungsversuche mit Wattestäbchen oder wenn beim Baden
oder Tauchen ungebetene klitzekleine „Gäste" wie Viren, Bakterien oder Pilze
im Gehörgang zurückbleiben und zu einer Entzündung führen. Hier helfen
vom Arzt verordnete Ohrentropfen, die Entzündung und die Schmerzen zu
lindern.

laufen kann. Wenn Sie damit schon in der Säuglingszeit beginnen, Ihr Kind also daran gewöhnen und darauf achten, dass dabei kein Wasser in die Augen und in die Nase kommt, tun Sie sich später deutlich leichter.

Das warme Wasser macht das Ohrenschmalz flüssig, sodass es mit dem Wasser aus dem Gehörgang herausfließen kann. Das geht auch unter der Dusche, wenn die Brause mit mildem Strahl an das Ohr gehalten und die Ohrmuschel dabei leicht nach hinten oben gezogen wird. Wenn Sie das regelmäßig tun, hat der Kinderarzt stets freie Sicht auf die Trommelfelle ihres Kindes.

Dürfen kleine Babys denn mit ihren Ohren unter Wasser gehalten werden?
Diese Frage wird mir oft gestellt. Aber natürlich dürfen sie das. Wo sind sie denn die ersten neun Monate ihres Lebens gewesen? Im Frucht**wasser** – ohne dass dies ihren Ohren geschadet hätte. Außerdem dürfte es sonst auch kein Babyschwimmen geben, bei dem die meisten Babys so viel Spaß haben.

16

Schmieraugen

Zum besseren Verständnis erkläre ich zuerst den normalen Weg der Tränenflüssigkeit. Sie besteht übrigens aus Wasser und Eiweißmolekülen. Sie wird in der Tränendrüse gebildet und fließt über das Auge (die Hornhaut wird durch sie ernährt) an die Tränenpünktchen im inneren Augenwinkel. Von dort fließt sie über den Tränenkanal in die Nase ab, wo sie als Luftbefeuchtung (eine von den drei wichtigen Aufgaben der Nase) eine sinnvolle Weiterverwendung findet. Eine faszinierende Entsorgungslösung, finden Sie nicht auch?

Nun zurück zum Thema: Schmieraugen entstehen, wenn die Tränenflüssigkeit nicht schnell genug in die Nase abfließen kann und sich aufstaut. Dabei entsteht ein Tränenwasser-„Stausee" am Auge. Durch die Temperatur von 37 °C verdunstet das Wasser recht schnell, nur die Eiweißmoleküle bleiben zurück und bilden diese gelbliche Schmiere, die allzu oft mit Eiter verwechselt wird – aber dazu kommen wir später. Besonders bei Neugeborenen ist der Tränenkanal anfangs noch verklebt, sodass sie oft Schmieraugen haben. Auch die Säuglinge und Kleinkinder haben beim Schnupfen häufig schmierende Augen, da der Tränenabfluss in die Nase wegen der geschwollenen Nasenschleimhaut behindert ist.

Was ist also zu tun?

- Erstens: die Schmiere einfach mit Wasser wegwischen. Und das immer wieder, solange sie da ist. Sie besteht, wie Sie jetzt wissen, aus Eiweiß und das ist wiederum eine beliebte Nahrung für Bakterien, die wir nicht im Auge haben wollen.
- Zweitens: Bei Neugeborenen und Säuglingen: die regelmäßige **Tränenkanalmassage** (s. Abb. 16.1).

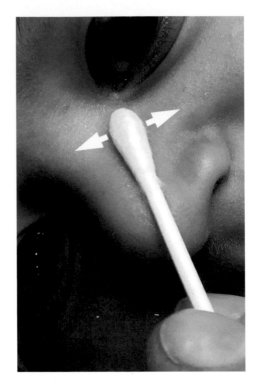

Abb. 16.1 So platzieren Sie das Wattestäbchen zum Hin- und Herrollen

Wenn die Tränenkanalmassage regelmäßig (zum Beispiel bei jedem Windel-
wechsel) jeweils ein paar Sekunden lang durchgeführt wird, kann sich das
Abfließen verbessern und damit das Dauerschmieren schneller ein Ende finden. Wie auf der Abb. 16.1 gezeigt legen Sie dazu ein Wattestäbchen auf den
Nasenrücken von der Nasenspitze in Richtung Augenwinkel und drehen es
einige Male hin und her. Alternativ geht es auch mit Ihrem kleinen Finger.
Weh tut das zwar nicht, aber ein großes Juchu Ihres Babys brauchen Sie dabei
auch nicht erwarten.

Leider werden Schmieraugenpatienten allzu oft unnötigerweise anti-
biotikahaltige Augentropfen gegeben, weil man die Eiweißschmiere fälschlicherweise für Eiter hält. Spätestens nach einer Woche, wenn keine Besserung
eingetreten ist, wird klar, dass das nicht die richtige Therapie darstellt.

Eine eitrige Bindehautentzündung erkennt man an einer Rötung des
Augenweißes und an einem gelb-grünlich-rahmigen (eitrigen) Sekret. Sie
kann natürlich leichter entstehen, wenn eiweißhaltiges Sekret die Bakterien
quasi „einlädt" – deshalb sollte dieses ja auch regelmäßig mit Wasser weg-
gewischt werden.

Was das Blinzeln mit dem Tränenabfluss zu tun hat

Und noch eine Besonderheit darf nicht unerwähnt bleiben: Durch das Blinzeln der Augenlider wird das Tränenwasser durch den Tränenkanal zusätzlich zu dem normalen, automatischen Dauerabfluss in die Nase gepumpt. Nachts, im Schlaf, wird nicht geblinzelt und damit auch nicht gepumpt. Deshalb ist morgens nach dem Nachtschlaf, aber auch nach jedem längeren Ruhen eine verstärkte Verschmierung der Augen, ja oft auch richtige Verkrustungen (=eingetrocknetes Eiweiß) bis hin zu Verklebungen der Lider zu beobachten. Tagsüber fällt das Schmierauge wegen der vorhandenen Blinzelpumpe oft gar nicht so sehr auf.

Was haben Schmieraugen und Augenschnupfen gemeinsam?

Wenn auch hauptsächlich die Eltern von Neugeborenen mit den Schmieraugen zu tun haben, so ist ebenso bei größeren Kindern bei einem heftigen Schnupfen manchmal das gleiche Phänomen zu beobachten: die schmierenden und vor allem am Morgen verklebten Augen. Diese entstehen durch den Schnupfen, der den Abfluss des Tränenwassers in die Nase behindert und einen Rückstau und damit „Stausee" (s. o.) zur Folge hat. Auch hier, bei dem „Augenschnupfen", sind Augentropfen weniger sinnvoll als vielmehr abschwellende Nasentropfen oder andere Maßnahmen wie eine Frischluftinhalation bzw. eine Nasenspülung, die die Nase öffnen und damit den Abfluss des Tränenwassers in die Nase wieder ermöglichen.

17

Breizufütterung

Ich hätte nicht im Traum gedacht, dass dies ein Reizthema fast ähnlich dem Impfen sein könnte. Die Diskussion im Internet bezüglich meines Breizufütterungs-Videos belehrte mich eines Besseren. Sie schlägt unerwartet hohe Wellen und wird sehr emotional geführt.

Um was geht es bei diesem Streit?

Es geht um die Frage, wie lange voll gestillt werden soll bzw. darf, und was das vermeintlich Beste für das Baby ist. Und darüber darf man auch trefflich streiten. Wenn wir unseren Blick in die Welt von heute und die unserer Vorfahren richten, stellen wir fest, dass es viele Methoden der Säuglingsernährung gibt und gab. Und irgendwie werden doch alle Kinder groß. Aber genau darum, um das „Wie", geht es.

Bis vor einigen Jahren galt die Empfehlung, Babys sechs Monate lang voll zu stillen oder mit Flaschenmilch zu füttern. Dahinter steckte die Überzeugung, dass dies für den empfindlichen Darm das Beste zur Vermeidung von späteren Empfindlichkeiten (Allergien) sei. Das Ergebnis einer großen Studie ergab aber das Gegenteil: Kinder, die schon ab dem Alter von vier Monaten mit Brei zugefüttert wurden, hatten später weniger Probleme mit Allergien als die sechs Monate lang voll gestillten bzw. ausschließlich mit Flaschenmilch gefütterten Säuglinge. Die Spezialisten auf diesem Gebiet (die Immunologen) waren über das Ergebnis nicht erstaunt. Wissen sie doch schon länger, dass das Fernhalten von Reizen die Empfindlichkeit erhöht und nicht senkt.

C. Metzler, *Der Kinderarzt vom Bodensee – Medizinische Tipps für Eltern*, https://doi.org/10.1007/978-3-662-63390-8_17

Beginn der Breizufütterung mit vier Monaten

Diese Erkenntnis führte zur offiziellen Änderung der Ernährungsempfehlung, die da jetzt lautet: möglichst vier Monate voll stillen (oder Flasche geben) und dann mit Breizufütterung beginnen – am besten zuerst mittags mit dem Gemüsebrei. Zur Auswahl stehen sechs geeignete Gemüsesorten:

Die für Säuglinge gut verträglichen Gemüsesorten

Karotten
Pastinaken
Broccoli
Zucchini
Kürbis
Kohlrabi
Wenn Sie Gemüsebrei selbst herstellen, sollten Sie immer einen **Teelöffel Rapsöl** mit dazugeben, damit die fettlöslichen Vitamine aufgenommen werden können.

Eine der sechs zu Verfügung stehenden Gemüsesorten trifft bestimmt Babys Geschmack. Dann kommt die Kartoffel dazu, damit der Brei auch satt macht. Und wenn genug davon gegessen wird, kann auf die mittägliche Milchmahlzeit gänzlich verzichtet werden.

Vorsicht: Verstopfungsgefahr wegen Brei

Durch den Brei verändert sich der Stuhl, er wird fester und dadurch droht eine unangenehme Verstopfung. Das merken Sie daran, dass Ihr Baby große Probleme mit der Darmentleerung bekommt und der Stuhl hart und knollig wird. Mit der Einführung des Obstbreis lösen sie dieses Problem auf natürliche Weise. Am besten mit rohen Äpfeln oder Birnen, die frisch geschält mit dem Pürierstab zerkleinert oder auf der Glasreibe zerrieben und direkt danach mit dem Löffel verfüttert werden. Das frische Obst enthält nicht nur das Optimum an Vitaminen, sondern macht auch den Stuhl weicher. Dabei wird der Stuhl umso weicher, je mehr frisches Obst Sie geben. Manchmal kann es durchaus erforderlich sein, mehrere Obstmahlzeiten über den Tag zu geben, um den Stuhl weicher zu bekommen. Sie können zum Beispiel, wenn nötig, in den Gemüsebrei zur Karotte problemlos auch einen pürierten Apfel dazugeben, genauso wie in den Gute-Nacht-Brei.

Der dritte Brei ist der abendliche Getreide-(Gute-Nacht-)Brei, durch den die Nacht ohne Hunger überstanden werden kann.

Die Geschwindigkeit der Steigerung ist individuell, deshalb gebe ich bewusst keine bestimmten Zeiten oder Intervalle vor. Jeder Säugling bestimmt in der Regel selbst, wie viel er isst und wann er bereit für den nächsten Schritt ist.

Ein erstes Ziel ist es, mit sechs Monaten die Milchmahlzeiten am Mittag durch Gemüsebrei, am Nachmittag durch den Obstbrei und am Abend durch den Getreidebrei ersetzt zu haben. So bleiben zunächst noch zwei Milchmahlzeiten am Morgen als Frühstück und am Abend zum Einschlafen übrig. Bis zum ersten Geburtstag interessiert sich der Säugling zunehmend auch für anderes Essen, es wird immer schwerer, ihn vom Probieren von anderen Leckereien abzuhalten. Solange er dies verträgt, keine Bauchschmerzen und keinen Durchfall bekommt, ist das auch ok.

Ein Wort noch zum Fleisch und Fisch: Ab sechs Monaten steht beides auf der Empfehlungsliste, als Zusatz zum Gemüsebrei. Allerdings reichen zwei Fleisch-/Fischmahlzeiten pro Woche aus, um eine ausreichende Versorgung mit Eisen und den B-Vitaminen zu gewährleisten. Es eignen sich Kalb-, Hühnchen- und Putenfleisch sowie Lachs und Thunfisch.

Geht es nicht auch vegetarisch oder vegan?
Von einer vegetarischen oder veganen Ernährung im zweiten Lebenshalbjahr rate (nicht nur) ich dringend ab. Das Risiko eines für Säuglinge alles andere als harmlosen Eisen- und Vitaminmangels ist unnötig hoch, wenn die Eltern nicht genau wissen, wie ein adäquater Ersatz für die fehlenden Nahrungsbestandteile wie Eisen und Vitamine aussieht … und den der Säugling dann auch noch in ausreichender Menge isst. Verschweigen möchte ich dabei nicht, dass es in Einzelfällen dennoch gelingen kann, einen Säugling vegetarisch oder vegan zu ernähren. Dies setzt aber voraus, dass Sie sehr genau wissen, was Ihr Säugling braucht und wie Sie ihm das Notwendige auf alternative Weise in ausreichender Menge geben können.

Fertigbrei oder selbst gekocht?
Das sollen und können Sie aufgrund ihrer Möglichkeiten und Überzeugungen selbst entscheiden. Gegen Selbstgekochtes, vor allem wenn es bio ist, spricht gar nichts.

Und wie ist das mit der Kuhmilch?

Ab Ende des sechsten Lebensmonats dürfen Sie davon ausgehen, dass Ihr Säugling Kuhmilch problemlos verträgt. Also können Sie ruhig den Abendbrei mit Kuhmilch anrühren. Treten keine Auffälligkeiten wie Unruhe (Bauchweh), Durchfälle oder Hautausschläge auf, besteht offensichtlich Kuhmilchverträglichkeit.

Bedeutet Breizufütterung nicht Abstillen?

Breizufütterung bedeutet wörtlich Zu-Fütterung von Brei zur Milch und nicht Abstillen. Es kann und darf so lange weitergestillt werden, wie es der Säugling und die Mama wollen.

Und was gibt es für die Babys zum Trinken?

Am besten und einfachsten ist Wasser – und zwar das Trinkwasser aus dem Wasserhahn. Dies braucht normalerweise nicht abgekocht zu werden und ist überall verfügbar. Ungesüßter Tee eignet sich auch, insbesondere, wenn er wie beim Fenchel- oder Kümmeltee darmberuhigende Eigenschaften hat. Im ersten Lebensjahr sollte auf Obstsäfte nach meiner Erfahrung besser verzichtet werden. Die Zähne (Karies) und vor allem die Haut unter der Windel (wunder Po) leiden unnötig darunter.

18

Immer wieder Bauchweh – die häufigsten Gründe

Nach meiner persönlichen Erfahrung und Einschätzung sind nur vier(!) Ursachen für die meisten aller rezidivierenden (immer wiederkehrenden) Bauchschmerzen im Kindesalter verantwortlich. Das hätten Sie vermutlich nicht gedacht, stimmt's? Ist aber zumindest in meiner Sprechstunde so. Das hat für die Patienten praktische Konsequenzen: Es wird bei der Ursachenforschung eben nicht zuerst Blut abgenommen, der Stuhl untersucht, eine Ultraschalluntersuchung oder gar eine Bauch- oder Magenspiegelung veranlasst, sondern erst dann, wenn diese vier Ursachen ausgeschlossen wurden.

Die vier wichtigsten Fragen bei häufigem Bauchweh: Gibt es einen psychischen Grund? Wie ist die Verdauung? Wird es besser ohne Milch? Wird es besser ohne Fruchtzucker?
Wegen dem ersten Grund, ich nenne ihn der Einfachheit halber den psychischen, kommen die meisten Eltern oft erst gar nicht in die Praxis, weil sie ihn selbst erkennen: Da klagt beispielsweise ein Kleinkind jeden Morgen über Bauchweh, aber nur montags bis freitags, wenn es in den Kindergarten soll, nicht am Wochenende und nicht in den Ferien. Ich könnte Ihnen noch etliche weitere Beispiele aufführen. Und zu erklären, wie man solche Beschwerden behandelt, würde den Rahmen dieses Kapitels sprengen – Sie verstehen.

Der zweite, eigentlich auch einfach zu erkennende Grund (wenn man ihn nur in Betracht zieht), ist die **Verstopfung**. Die dabei entstehenden Bauchschmerzen können schlimmer sein als bei einer Blinddarmentzündung. Unerkannt und unbehandelt können diese Patientenkinder über Jahre leiden, deshalb muss eine Verstopfungsneigung unbedingt erkannt und behandelt werden (was im nächsten Kapitel deshalb separat und ausführlich beschrieben wird).

Der dritte Grund ist die **Laktose-Unverträglichkeit**. Laktose, der in allen Kuhmilchpodukten vorhandene Milchzucker, muss durch ein Enzym, die Laktase (in der Bauchspeicheldrüse gebildet) „gespalten" – also für den Dünndarm verdauungsfähig gemacht werden. Geschieht das nicht, gelangt er in den Dickdarm, wo sich die dort lebenden Darmbakterien auf ihn stürzen und auffressen. Dabei entstehen Gase, die den Darm aufblähen und dadurch Schmerzen verursachen. Oft ist der Stuhl auch ganz dünn, was auf eine beleidigte Dickdarmschleimhaut schließen lässt. Und das spürt man auch schmerzhaft.

Die **Fruktose(Fruchtzucker)-Unverträglichkeit** („Fruktose-Malabsorption") ist der vierte Grund. Fruktose (in fast allem Essen enthalten, hauptsächlich in Obst, Süßigkeiten und Gemüse) wird über einen komplizierten Vorgang über spezielle Kanäle durch die Dünndarmschleimhaut ins Blut geschleust und in der Leber verstoffwechselt. Gelangt fälschlicherweise Fruktose in den Dickdarm, kümmern sich die dortigen Bakterien darum, es entstehen dabei Gase und schließlich Schmerzen – das kennen Sie jetzt ja schon von der Laktose.

> **Tipp**
>
> Aus der Praxis: Protokoll und Auslassdiät

Die schnellste, effizienteste und einfachste Methode, die drei Hauptgründe zu erkennen oder auszuschließen, ist das penible Führen eines **Ernährungs-, Stuhlgang- und Bauchschmerzprotokolls**. Korrelieren die Schmerzen mit dem Abgang von hartem Stuhl oder treten sie innerhalb weniger Stunden (!) nach dem Verzehr von Milchprodukten oder fruktosehaltigen Lebensmitteln auf, dann haben wir einen ersten Hinweis. Sind die Beschwerden durch das Absetzen von regelmäßigen Stühlen oder nach dem Weglassen („Auslassdiät") von Milchprodukten oder Fruktose weg, haben wir einen zweiten Hinweis. Treten die Beschwerden durch erneut festen Stuhl oder nach dem Genuss von normaler Milch oder fruktosehaltigen Lebensmitteln wieder auf, haben wir den Beweis und die Bauchschmerzenursache gefunden.

Es liegt dann an jedem einzelnen Patienten, ob er trotzdem weiterhin z. B. normale (statt besser laktosefreie) Milch oder die Fruktosebombe Apfelsaft (nebenbei: die Hauptursache) trinkt, obwohl es ihm nicht gut tut.

Auf die Menge kommt es an!

Das müssen Sie unbedingt noch wissen: Bei der Laktose- und Fruktoseunverträglichkeit kommt es auf die Verzehrmenge und auf den allgemeinen Zustand an. Soll heißen, dass eine gewisse Menge von Laktose und Fruktose oft ohne Beschwerden vertragen wird. Jeder Patient muss also seine individuelle Grenze kennen (z. B. morgens eine Tasse Kakao, aber kein Milchmüsli dazu oder ein Glas Apfelsaft am Tag, aber kein Obst zusätzlich). Bei Krankheit (besonders nach Magen-Darm-Infektionen) oder bei anderem Stress kann diese individuelle Verträglichkeit deutlich schlechter sein und sich nach Wochen oder Monaten wieder deutlich bessern.

Lässt sich mit der beschriebenen Taktik der Grund für die Bauchschmerzen nicht finden, dann geht es an die Suche nach den selteneren Ursachen wie die Zöliakie (Glutenunverträglichkeit), Nahrungsmittelallergie, chronische Darmerkrankungen wie Morbus Crohn, Darminfektionen oder Darmparasiten. Hier bringen uns Blut- und Stuhluntersuchungen weiter. Auch wird der Arzt an Harntransportstörungen oder Harnwegsinfektionen denken – Urin- und Ultraschalluntersuchungen sind da von Nutzen. Diese Aufzählung ist natürlich nicht vollständig – es bleibt noch eine Vielzahl weiterer möglicher Bauchschmerzursachen. Das ist dann stets eine anspruchsvolle Aufgabe der behandelnden Ärzte und Spezialisten.

19

Verstopfung

Wohl dem, der eine regelmäßige Verdauung hat. Und Wohl dem Kind, dessen Eltern eine Verstopfung rechtzeitig erkennen und damit einen Teufelskreis verhindern, in den es sonst leider allzu schnell gerät und aus dem herauszukommen leichter gesagt als getan ist.

> **Der Verstopfungs-Teufelskreis**
>
> Tut ein harter Stuhl weh, wird der nächste Stuhl aus Angst vor dem Schmerz zurückgehalten. Dadurch entsteht erst recht ein harter Stuhl, der Schmerzen verursacht.

Verstopfung kann es, wie Sie sicherlich wissen, natürlich jederzeit in allen Lebenslagen und aus den unterschiedlichsten Gründen geben.

Im Leben eines Kindes aber gibt es insbesondere zwei kritische Zeiten, in denen es häufiger zu einer Verstopfung kommt:

Im Säuglingsalter, wenn mit der Breizufütterung (siehe Kap. 17) begonnen wird, und in der Phase der Sauberkeitserziehung (zweites bis drittes Lebensjahr), wenn die Windel durch das Töpfchen oder die Toilette ersetzt werden soll. Haben Sie als Eltern in dieser Zeit ein waches Auge, weil Sie um die Problematik wissen, kann eigentlich nichts passieren. Sobald Sie merken, dass Ihr Kind beim Stuhlgang Schwierigkeiten hat, erhöhen Sie die Trinkmenge, geben kurzfristig mehr Obst (z. B. Trauben) oder stellen die Nahrung entsprechend um, sodass ein weicherer Stuhl entsteht und die Gefahr einer Verstopfung vermieden wird.

C. Metzler, *Der Kinderarzt vom Bodensee – Medizinische Tipps für Eltern*, https://doi.org/10.1007/978-3-662-63390-8_19

Was aber tun, wenn ein Kind in diesem Teufelskreis bereits gefangen ist? Zunächst wird mit einem Abführzäpfchen oder einem Klistier die Stuhlentleerung gegen den Willen beziehungsweise gegen die Schmerzangst des Kindes erzwungen. Hierdurch entsteht aber nur eine kurzfristige Besserung. Wenn nicht gleichzeitig von oben „Nachschub" in Form eines weichen Stuhls kommt, bleibt das Kind in diesem Teufelskreis gefangen. Es entwickelt dann neben der Angst vor dem Stuhl zusätzlich noch eine panische Angst vor der Zäpfchen-Manipulation am Popo. Um aus diesem Teufelskreis herauszukommen, muss das Kind erfahren und lernen können, dass Stuhlgang **nicht** wehtut. Dieser Lernprozess dauert Monate. Das erklärte Ziel ist, dass über einen langen Zeitraum der Stuhl weich bleibt. Theoretisch ist das natürlich durch eine bestimmte Ernährung möglich: zum Beispiel ständig sehr viel Wasser trinken und jeden Tag fünf Dörrpflaumen und Spinat oder Mangold essen … Das würde Ihnen als Erwachsene schon ziemlich schwerfallen, oder nicht? Es wird wahrscheinlich nur wenige Kinder geben, die das mitmachen. Deshalb empfehle ich eine deutlich einfachere und zuverlässigere Methode: die sogenannten Stuhlweichmacher.

Die Stuhlweichmacher:

die süß schmeckende Laktulose als Sirup oder das neutraler schmeckende Makrogol als Pulver oder Saft.

Die Wirkung dieser Mittel ist schnell erklärt: Sie wirken wie Wasser„magnete", d. h. sie binden Wassermoleküle an sich. Dadurch verbleibt Wasser im Stuhl, was ihn weich macht. Ganz wichtig dabei ist zu wissen, dass diese Mittel über einen langen Zeitraum (auch über Jahre, wenn nötig) gegeben werden können, ohne eine Abhängigkeit zu erzeugen, und ohne Nebenwirkungen. Es handelt sich bei Laktulose und Makrogol um eine spezielle Zuckerart, die nicht von unserem Darm aufgenommen wird und deshalb so den Körper unten wieder verlässt, wie sie oben geschluckt wurde. Das bedeutet auch, dass keine Überdosierung zu befürchten ist. Und das ist wichtig! Denn besonders zu Beginn der Behandlung kann es notwendig sein, deutlich mehr von diesen Mitteln zu geben, als im Beipackzettel als empfohlene Menge angegeben ist. Das Ziel ist anfangs, den Darm, an dessen Ende ja noch viel harter Stuhl ist, einmal richtig quasi von oben durchzuspülen. Dabei kann durchaus auch mal ein kräftiger Durchfall entstehen. Wobei der nicht schlimm ist, vor allem aber nicht schmerzt. Deshalb keinesfalls in Panik verfallen, sondern langsam die Dosis reduzieren.

Nicht kleckern – klotzen!

Bei der Anfangsdosierung von Laktulose oder Makrogol sollte man nicht kleckern, sondern klotzen. Mit der zwei- bis dreifachen Menge der Normaldosis wird begonnen und dann schrittweise vorsichtig reduziert bis zum Erreichen eines regelmäßigen, weichen Stuhlgangs.

Hat sich die Verdauung auf diese Weise einigermaßen eingespielt, ist meist nur noch eine geringe Menge (ein Teelöffel pro Tag) des Stuhlweichmachers notwendig. Ich warne aber an dieser Stelle noch einmal eindringlich davor, zu früh mit ihrer Gabe aufzuhören. Die Angst vor dem Schmerz ist noch lange, d. h. viele Monate, im Kopf des Kindes verhaftet. Eine zu frühe erneute Erfahrung eines schmerzhaften Stuhlgangs lässt das Problem (Teufelskreis) wieder von neuem beginnen.

Holzauge sei wachsam!

Ein Kindergeburtstag, bei dem es zum Entzücken der Kinder Schokoladentorte gibt, oder auch nur eine Reise können zum Problem werden, wenn dadurch der Stuhl kurzfristig wieder fester wird. Rechtzeitiges Nachsteuern mit einer Erhöhung der Laktulose- oder Makrogolgabe verhindert dann Schlimmeres.

Selbstverständlich wäre es nach wie vor erstrebenswert, allein durch entsprechende Ernährung einen weichen Stuhl zu bekommen. Die notwendige Kontinuität ist bei Kindern damit nach meiner Erfahrung leider kaum zu erreichen. Wenn doch – umso besser!

Und noch etwas Praktisches: Laktulose und Makrogol müssen nicht in purer Form eingenommen werden. Sie können problemlos in einem Saft verdünnt oder beispielsweise in einen Joghurt hineingerührt werden.

Fazit in Kurzfassung

Möglichst Verstopfungsteufelskreis verhindern.
    Wenn schon mittendrin: Mit Abführung und Stuhlweichmachern erst einmal Darm „durchputzen". Ziel: Durch weichen Stuhl Angst vor schmerzhaftem Stuhlgang aus Kopf vertreiben.
    Mit Laktulose/Makrogol anfangs nicht kleckern, sondern klotzen.
    Geduld haben – mit langer Therapiedauer und mit Rückschlägen rechnen.

oder Tee spülen und dann wieder ausspucken. Ist das Erbrechen sehr heftig oder nach zwölf Stunden noch nicht vorbei, kann es helfen, Traubenzucker in die Wangentasche einzulegen, damit das Erbrechen zum Stillstand kommt.

> **Wichtig**
>
> Heftiges Erbrechen führt dazu, dass das Blut sauer wird, der Atem riecht dann nach Aceton, und damit geht das Erbrechen weiter – ein Teufelskreis.
>   Retter in der Not ist Traubenzucker.

Regel Nr. 2 bei Brechdurchfall: Weniger ist mehr!

Nach zwölf Stunden können Sie in der Regel damit beginnen, dem Kind wieder vorsichtig Flüssigkeit (Elektrolytlösung, Wasser oder Tee) zu geben – also mit kleinen Mengen, am besten zunächst mit dem Teelöffel. Nach dem ersten Teelöffel fünf Minuten warten, dann erneut einen Teelöffel geben. Bleibt dies drin, kann weiter vorsichtig gesteigert werden.

Regel Nr. 3 bei Brechdurchfall: Essen erst, wenn das Kind das Trinken verträgt

Besteht Hunger, gilt das Gleiche mit dem Essen: am besten mit Salzstangen beginnen, denn Salz ist bei Erbrechen und Durchfall immer gut. Erstmal eine Stange geben, warten, ob sie drin bleibt, dann vorsichtig steigern.

Der angeschlagene Darm braucht Schonung. Deshalb sollten Sie Ihrem Kind im weiteren Verlauf, d. h. mindestens solange Durchfall besteht, leicht verdauliche Kost geben.

> **Leicht verdaulich sind:**
> - Wasser und Tee (bei Säuglingen Muttermilch und verdünnte Flaschenmilch)
> - Traubenzucker zum Süßen und zwischendurch
> - Salzstangen, Zwieback, Laugengebäck (z. B. Brezeln)
> - Weißer Toast und einfaches Knäckebrot
> - Kartoffelbrei ohne Milch und ohne Fett
> - Gedünstete Karotten als Gemüse oder Suppe
> - Naturjoghurt oder Magerquark
> - Gemüsebrühe (mit Nudeln)
> - Nudeln pur, Reis pur (ohne Soße)
> - Banane und/oder geriebener Apfel (er muss braun sein)
> - **Keine Milch pur, kein Fett, kein Eis, kein Ei, kein Kristallzucker, kein Mehl, nur Hartweizen**

Dieses Vorgehen bietet die besten Chancen, um zu vermeiden, dass das Kind austrocknet und damit ein Klinikaufenthalt wegen eines Brechdurchfalles nötig wird.

Woran erkennt man das Austrocknen?
Wenn das Kind apathisch und ganz ruhig wird, trockene Mundschleimhäute hat, kaum mehr Urin ablässt und die Haut am Bauch beim Abheben eine „stehende Hautfalte" bildet, ist es am Austrocknen.

21

Das ideale Getränk

Das ideale Getränk ist Wasser – unser ganz normales Trinkwasser. Besonders gilt dies für Säuglinge – deshalb sollen sie nach meiner Empfehlung von Anfang an daran gewöhnt werden. Aber natürlich ist es für alle Menschen ideal. Mal ganz davon abgesehen, dass Wasser unser Basis-Lebensmittel ist: Es ist überall verfügbar. Das hat praktische Konsequenzen, wenn Sie zum Beispiel mit Ihrem Baby unterwegs sind. Trinkt es nur Tee oder – noch schlimmer – nur Saft, weil es bisher nur Tee oder Saft bekam und deshalb an diese Getränke gewöhnt ist, haben Sie Probleme, wenn das Tee- oder Saftfläschchen leer ist und das Baby Durst hat. Richtig problematisch wird es, wenn ein Kleinkind, das immer Apfelsaft bekommt, weil es anscheinend sonst nichts anderes trinkt, diesen zum Beispiel bei einem Brechdurchfall nicht trinken darf und deshalb auszutrocknen droht.

Bei Babys ist noch ein weiterer Aspekt wichtig: der Schutz der Zähne vor Karies. Wasser ist dabei bei den Getränken der Testsieger, weit vor dem zweitplatzierten, dem beliebten Fencheltee. Fenchel enthält, was Sie vielleicht nicht wissen, Saccharose, also Zucker.

Achtung: Wenn „ungezuckert" auf der Verpackung steht, heißt das nur, dass kein zusätzlicher Zucker hinzugefügt wurde.

Dass es den Zähnen schadet, wenn ein Baby minutenlang am Fencheltee-fläschchen nuckelt, können Sie sich denken. Apropos am Fläschchen nuckeln: Zahnärzte warnen vor jeglichem längeren Nuckeln an mit Flüssigkeit ge-

C. Metzler, *Der Kinderarzt vom Bodensee – Medizinische Tipps für Eltern*,
https://doi.org/10.1007/978-3-662-63390-8_21

füllten Fläschchen. Der die Zähne umgebende, vor Karies schützende Speichel wird durchs Nuckeln weggespült und verdünnt. Das begünstigt die Kariesentstehung. Insofern ist auch das ständige Nuckeln an der Wasserflasche kritisch zu sehen.Deshalb mein dringender Appell:

> Babys von Anfang an an Wasser gewöhnen.
> Stets auf kurze Trinkzeiten an der Nuckel- oder Trinkflasche achten.
> Besser am Schnuller statt an der Flasche nuckeln lassen.
> Baldmöglichst ans Bechertrinken gewöhnen.

Muss Wasser für Babys abgekocht werden?

Normalerweise nein. In Deutschland gilt eine Trinkwasserverordnung, nach der das Wasser im öffentlichen Wasserversorgungsnetz eine bestimmte hohe Trinkwasserqualität haben muss. Wenn Sie sich aber in Ihrer Region nicht sicher sind, erkundigen Sie sich nach der regionalen Trinkwasserqualität in Ihrem zuständigen Wasserwirtschaftsamt. Nebenbei: Wenn Wasser aus dem Küchenhahn (der ständig in Gebrauch ist) entnommen wird, ist es keimfreier als jedes „Babywasser" aus dem Glas oder Tetrapack, das tage- oder wochenlang herumstand.

Wie ist das mit dem Kalk?

Kalkhaltiges Wasser schmeckt zwar etwas fader, ist aber gesundheitlich nicht nur völlig unbedenklich, sondern enthält sogar besonders viel von einem für unsere Knochen wichtigen Baustein: Calcium.

22

Nägelkauen

Meine persönliche Ansicht dazu ist: Die Finger eines Kindes sind dessen persönliches Eigentum und deshalb darf es damit machen, was immer es will. Nägelkauen ist nicht schlimm.

Ich sehe Sie in Gedanken stutzen, innerlich den Kopf schütteln und sich fragen: Das ist aber doch nicht alles, oder? Ohne Grund nagt doch kein Mensch an seinen Fingernägeln?

Da haben Sie völlig Recht. Wenn zum Beispiel das neugeborene Geschwisterchen einem den Thron wegnimmt, die Erzieherin im Kindergarten streng oder die Hausaufgabe in der Schule zu schwer ist und ein Kind deswegen mit dem Nägelkauen beginnt – was machen Sie dann als gute Eltern, damit es damit wieder aufhört? Das Geschwisterchen in den Bauch zurückschieben, den Kindergarten wechseln und das Kind in eine andere Schule mit leichteren Hausaufgaben schicken? Wohl eher nicht.

Aber wenn das Nägelkauen zur Gewohnheit geworden ist, weil die auslösende Ursache nicht einfach und schnell beseitigt werden konnte, ist es in meinen Augen besser, zunächst den Tatsachen ins Auge zu sehen. Das bedeutet, es zu akzeptieren, dass ein Kind, aus welchen Gründen auch immer es damit begonnen hat, Nägel kaut. Wann immer es das will. Weil es seine Nägel sind.

C. Metzler, *Der Kinderarzt vom Bodensee – Medizinische Tipps für Eltern*, https://doi.org/10.1007/978-3-662-63390-8_22

Wie bringe ich mein Kind dazu, mit dem Nägelkauen aufzuhören?

Die pädagogische Antwort ist: etwas Interessanteres anbieten.
Die Antwort in der Apotheke ist: eine spezielle Anti-Nägelkau-Pinsellösung kaufen und auftragen.
Meine Antwort ist: Motivation erzeugen! Bei Mädchen: Es bekommt die Erlaubnis zum Auftragen von Nagellack erst, wenn die Fingernägel schön geschnitten, also nicht abgenagt sind. Bei Jungen: Geduldig warten, bis seine erste (oder zweite) Freundin seine hässlichen Fingernägel bemerkt. Vielleicht will er aber auch seine Nägel lackieren, dann gilt das Gleiche wie bei Mädchen.

Fingernägelkauen hat bei manchen Kindern etwas von einem Tic. Deshalb ist der pädagogische Rat, etwas Interessanteres anzubieten, gar nicht so verkehrt. Er müsste aber ergänzt werden mit dem Hinweis, es nicht zu beachten. Tics verschwinden am schnellsten, wenn nicht ständig auf sie hingewiesen und sie nicht beachtet werden. Zugegeben, für die meisten Eltern schwer umzusetzen.

Die Anti-Nägelkau-Pinsellösung hat nach meiner Erfahrung die geringsten Erfolgschancen, da sie diesem Prinzip, keine Beachtung zu schenken, widerspricht.

Die Motivation, also der eigene Wille, hat tatsächlich das größte Erfolgspotenzial. Und meine Beispiele sind ernst gemeint und praxiserprobt.

Vergessen werden darf nicht, dass Nägelkauen auch ein Hinweis für ernsthafte psychische Beeinträchtigung sein kann. Dann tritt es aber nicht als einziges Symptom auf. Es bestehen außerdem noch andere, weit schwerwiegendere Symptome wie Ess-, Verhaltens- und Schlafprobleme. Diesen Kindern muss professionell geholfen werden, wobei dabei die abgenagten Fingernägel das kleinste Problem sind.

Und last but not least gibt es auch ganz banale Gründe fürs Nägelkauen wie eine grundsätzliche Abneigung gegen das Nagelschneiden mit der Schere. Oder keine Lust, sie zu suchen – mit den Zähnen geht es dann schneller.

Treiben es die Nägelkauer zu bunt, sind blutige und entzündete Nagelfalze die Folge, was nach einer entsprechenden Belehrung manchmal eben auch eine Motivation zur Beendigung dieser Gewohnheit ist.

Jedenfalls ist dieses Thema wohl nicht ohne Grund eines der heiß diskutierten auf meinem Youtube-Kanal. Ich hoffe, ich konnte Ihnen die vielen möglichen Facetten näherbringen

23

Bettnässen – was können Sie tun?

Auch zum Thema Bettnässen bin ich schon oft von Eltern um Rat gefragt worden. Die meisten Kinder sind mit sechs Jahren nachts trocken. Bei ihnen sind die zwei wichtigen Voraussetzungen dafür vorhanden: 1. sie wollen nachts keine Windel mehr und 2. sie wachen auf, wenn ihre Blase voll ist und entleert werden muss.

So gesehen können Sie als Eltern also nicht allzu viel tun – oder doch?

Es hilft jedenfalls schon, zu wissen, dass ein Kind erstmal wirklich nachts trocken sein will, bevor es das überhaupt werden kann. Also besser keinen zu frühen elterlichen Ehrgeiz entwickeln – er wird zum Scheitern verurteilt sein. Apropos Eltern: Wenn Mama oder Papa selbst erst später nachts trocken wurden, werden ihre Kinder möglicherweise ebenfalls länger damit brauchen. Auch hier – wie bei vielen anderen Eigenschaften – spielen die Gene eine Rolle.

Bei Kindern, die kein Interesse am Trockenwerden nachts haben, sollten Sie meiner Erfahrung nach entweder einfach nur geduldig warten, bis sie es sich anders überlegen oder Sie verwenden die gleiche Methode wie beim Sauberwerden, nämlich die des überschwänglichen Lobes von anderen Kindern, die nachts schon trocken sind, und erzeugen auf diese Weise eine Motivation.

Wenn Ihr Kind zwar die Windel nachts nicht mehr will, es ihm aber nicht gelingt, das Bett trocken zu halten, haben Sie ebenfalls zwei Möglichkeiten: Sie waschen jeden Tag aufs Neue den Schlafanzug und die Bettwäsche oder sie ziehen Ihrem Kind gegen seinen Willen eine Windel an.

C. Metzler, *Der Kinderarzt vom Bodensee – Medizinische Tipps für Eltern*, https://doi.org/10.1007/978-3-662-63390-8_23

Mein Tipp: die Drei-Strich-Methode
Wenn Sie die Drei-Strich-Methode anwenden, können Sie die leidigen Diskussionen mit Ihrem Kind verhindern: Für jede Nacht, die die Windel trocken bleibt und deshalb wieder benutzt werden kann, machen Sie einen Strich auf die Windel. Drei Striche auf einer dreimal hintereinander trocken gebliebenen Windel bedeuten, dass sie nicht mehr nötig ist und von nun an weggelassen werden kann.

Bevor wir aber zu den Behandlungsmöglichkeiten kommen, müssen Sie zum besseren Verständnis ein paar Dinge wissen:

Erweckbar oder nicht erweckbar – das ist hier die Frage.
Der häufigste Grund, warum Kinder nachts einnässen, ist, dass sie, anders als tagsüber, ihre volle Blase nicht wahrnehmen können. Sie schlafen einfach zu tief. Das können Sie leicht selbst testen, indem Sie versuchen, Ihr Kind nachts aufzuwecken und es bitten, aufzustehen und zur Toilette zu gehen. Solange dies Ihr Kind nicht tut, fehlt nach meiner Erfahrung eine der wichtigsten Voraussetzungen zum Trockenbleiben in der Nacht.

Wie viel passt denn in die Blase rein?
Das maximale Blasen-Füllvolumen (die Blasenkapazität) hat natürlich auch eine Relevanz bezüglich der Fähigkeit, trocken zu bleiben. Trinkt Ihr Kind abends ab 17 Uhr nicht mehr viel und schafft es die Blase, die nachts anfallende Urinmenge komplett zu sammeln, bleibt es bis zum nächsten Morgen trocken ohne zwischenzeitlich aufzuwachen und auf die Toilette zu müssen.

Kennen Sie das ADH?
Das antidiuretische Hormon (ADH) wird von unserem Körper, genauer: von unserer Hirnanhangsdrüse, in der Nacht gebildet und bewirkt, dass die Niere weniger Urin produziert. So wird die Blase in der Nacht weniger stark gefüllt als tagsüber. Wenn darüber hinaus auch noch die Blasenkapazität für diese reduzierte Urinmenge ausreicht, ist ein Durchschlafen und Trockensein ohne nächtlichen Toilettengang möglich.

Bei nicht wenigen Kindern wird allerdings dieses ADH nicht in ausreichender Menge produziert, sodass in Verbindung mit tiefem Schlaf bei ihnen nachts die Blase unbemerkt überläuft.

Jetzt haben Sie sich vielleicht gerade gefragt, ob es nicht eine Therapiemöglichkeit wäre, wenn das ADH künstlich hergestellt und dem Kind zur Nacht gegeben werden könnte? Genauso ist es auch. Das ADH kann tatsächlich künstlich hergestellt und dem Kind in Form von Tabletten oder Tropfen gegeben werden. Auf diese Weise können Kinder leichter trocken werden, wenn der Mangel an ADH der Hauptgrund für ihr Bettnässen war. Wenn sie aber eine zu kleine Blasenkapazität haben und zu tief schlafen, ist es für sie dennoch schwer, trocken zu bleiben.

Mit Blasentraining zu mehr Blasenkapazität

Die Blase zu trainieren, um ihr Füllvolumen zu erhöhen, hilft nicht nur dem Kind dabei, nachts trocken zu werden und zu bleiben, sondern Sie selbst werden es auch genießen, beim Autofahren nicht mehr ständig „rechts ranfahren" oder beim Einkaufen dauernd und schnell die Toilette aufsuchen zu müssen. Dieses Training besteht darin, dass ein Kind lernt, nicht gleich beim Verspüren des Dranges sofort auf die Toilette zu gehen, sondern dass es versucht, diesen Gang möglichst lange hinauszuzögern. Durch Ablenkung mittels eines Spiels oder Buches gelingt dies leichter und noch besser mit einer Art Wettbewerb, bei dem von den Eltern mittels einer Stoppuhr jeweils die Zeit, die vom ersten Drang bis zur tatsächlichen Entleerung verstreicht, gemessen und aufgeschrieben wird. So erzielt das Kind von Woche zu Woche eine neue „Rekordzeit" und steigert gleichzeitig auch die zunehmende Fähigkeit der Blase, mehr Urin aufnehmen zu können.

Je leerer die Blase, desto mehr passt rein

Um die Blasenkapazität voll ausschöpfen zu können, sollte sie nach der Entleerung auch richtig leer sein. Können sich Kinder auf der Toilette nicht entspannen und lassen sie sich für das kleine Geschäft nicht ausreichend Zeit, bleibt oft noch ein großer Rest in der Blase zurück (Restharn), der die Aufnahmefähigkeit für den neu anfallenden Urin natürlich entsprechend reduziert. Deshalb sollten Sie als Eltern alles daransetzen, dass Ihr Kind sich in der Toilette wohl fühlt und sich beim Wasserlassen ausreichend Zeit lässt.

Trocken bleiben mit der Klingelhose

Die „Klingelhose", die in der Nacht wie eine Unterhose angezogen wird, gibt Alarm, sie „klingelt", wenn sie feucht wird. Unter der Bedingung, dass Sie Ihr Kind nachts richtig aufwecken können, ist sie ein bewährtes Instrument, mit dessen Hilfe es bald in der Nacht trocken bleiben wird. Wenn die Hose klingelt, weil Ihr Kind einzunässen beginnt, wacht es auf, geht schnurstracks zur Toilette, um sich erstens dort vollständig zu entleeren und um zweitens das Klingeln ausschalten zu können (denn nur dort ist das möglich).

Auf diese Weise lernt das Kind in meist erstaunlich kurzer Zeit aufzuwachen, bevor der Alarm losgeht und kann dann zurecht voller Stolz verkünden, dass es die Klingelhose nicht mehr braucht.

Ist Ihr Kind aber noch nicht „reif" für die Klingelhose, merken Sie das daran, dass die ganze restliche Familie, nicht jedoch es selbst am Klingeln aufwacht. Leider müssen Sie dann mit dieser Methode noch so lange warten, bis es nicht mehr so tief schläft.

Spätestens wenn ein Kind mit sechs Jahren noch keine trockene Nacht erlebt hat, sollten Sie mit ihm in die Kinderarztsprechstunde gehen. Dabei werden die nötigen Untersuchungen und die passenden Therapiemöglichkeiten besprochen.

Einen Trost habe ich am Schluss für Sie: Wie lange es auch immer dauern mag – jedes gesunde Kind ist eines Tages nachts trocken.

24

Wie groß wird mein Kind?

In die Zukunft zu schauen und genau vorherzusagen, wie groß ein Kind tatsächlich werden wird, ist auch den besten Medizinern bis heute nicht möglich. Insofern ist die Kapitelüberschrift etwas irreführend. Aber aufgrund der vorliegenden statistischen Daten kann mithilfe einer Formel zumindest ein Intervall für die zu erwartende Größe („familiäre Zielgröße") angegeben werden. Sie setzt freilich voraus, dass ein Kind ohne wesentliche Erkrankungen aufwächst.

Formel zur Bestimmung der zu erwartenden Größe (familiäre Zielgröße):

$$\frac{\text{Größe Vater in cm} + \text{Größe Mutter in cm}}{2} \quad \begin{array}{l} +6,5 \,\text{cm bei Jungen} \ \pm \ 8,5 \,\text{cm} \\ -6,5 \,\text{cm bei Mädchen} \ \pm \ 8,5 \,\text{cm} \end{array}$$

Sie haben richtig erkannt, dass es nur drei Parameter braucht, um zu einem Ergebnis zu kommen: die Größe der Mutter, die des Vaters und das Geschlecht des Kindes. Es ist also eine Formel, mit der alle tatsächlichen, aber auch potenziellen Eltern das Endgrößenintervall ihres Nachwuchses einfach und schnell berechnen können.

Die große Bandbreite des Ergebnisses mindert allerdings deutlich dessen Bedeutung. Ob ein Junge nun 1,85 m oder 1,72 m groß wird (beim Beispiel eines 1,80 m großen Vaters und einer 1,60 m großen Mutter) bedeutet einen Unterschied von 13 cm.

C. Metzler, *Der Kinderarzt vom Bodensee – Medizinische Tipps für Eltern*, https://doi.org/10.1007/978-3-662-63390-8_24

Will man die zu erwartende Endgröße eines Kindes genauer wissen, vor allem dann, wenn es sehr klein oder sehr groß ist, helfen spezielle Blutuntersuchungen (z. B. Bestimmung des Wachstumshormons) und eine Röntgenaufnahme des Handgelenks deutlich mehr als die Formel von oben. Stellt sich heraus, dass die Ursache des Kleinwuchses ein Wachstumshormonmangel ist, dann (und nur dann) kann durch die tägliche Gabe des Wachstumshormons – ausschließlich über eine Spritze möglich – ein normales Wachstum erreicht werden.

Kleine Eltern haben meist kleine Kinder – das wird familiärer Kleinwuchs genannt. Da wäre, wenn kein Wachstumshormonmangel vorliegt, keine Therapie möglich.

Große Eltern haben meist große Kinder – dies könnte in der Pubertät künstlich durch Hormongaben beeinflusst werden. Allerdings gilt es dabei, gut abzuwägen, ob eine kleinere Endgröße eine Hormontherapie rechtfertigt. Ich denke dabei auch an Handball-, Basketball- und Volleyballvereine, die händeringend große SpielerInnen suchen. Was wäre aus Dirk Nowitzki, 2,13 m „hoch", geworden, hätten ihn seine Eltern bei 1,85 m Körpergröße künstlich gebremst? Mit großer Wahrscheinlichkeit kein weltberühmter Basketballstar.

25

Die Frage aller Fragen

Wann darf mein Kind, das krank ist oder krank war, wieder in eine Betreuungseinrichtung? Wie ist das bei Ringelröteln, Hand-Fuß-Mundkrankheit und Drei-Tage-Fieber?

Eine Dauerbrenner-Frage für Eltern, Kindergarten und Kinderärzte!

„Krank sein" ist in unserem Sprachgebrauch ein schwammiger Begriff. Deshalb gibt es ja auch so viel Verunsicherung. Mit krank wird zum Beispiel ein Kind mit Schnupfen genauso bezeichnet wie mit einer Lungenentzündung. Es hat aber unterschiedliche Auswirkungen.

Entscheidend dabei sind zwei Fragen:

1. Ist das Kind fit genug für den Kindergarten (gilt zur Vereinfachung im Weiteren als Sammelbezeichnung für alle Betreuungseinrichtungen)?
2. Hat es eine ansteckende Erkrankung?

Bei der ersten Frage geht es darum, ob ein Kind die Belastung eines Kindergartenbesuchs aushalten kann. Eine Rotznase zum Beispiel (im Winter fast ein Dauerbefund) beeinträchtigt die Nase, aber den Rest des Kindes normalerweise nicht. Fieber jedoch führt immer zu einer Beeinträchtigung, die ins Bett oder auf die Coach führt, aber nicht in den Kindergarten.

Die zweite Frage ist heikler und provoziert erstmal eine wichtige Gegenfrage: Was heißt ansteckend? Denn die häufigen Symptome wie Schnupfen, Augenschnupfen, Husten und Durchfall sind meistens ansteckend. Und zwar in dem Sinne, dass die Viren, die hinter diesen Symptomen stecken, leicht übertragbar sind. Menschen, die zum ersten Mal mit solchen Viren in Kontakt kommen, bekommen die gleichen Symptome, sie werden „angesteckt".

© Der/die Autor(en), exklusiv lizenziert durch Springer-Verlag GmbH, DE, ein Teil von Springer Nature 2021
C. Metzler, *Der Kinderarzt vom Bodensee – Medizinische Tipps für Eltern*,
https://doi.org/10.1007/978-3-662-63390-8_25

Kindergarten als Schule fürs Immunsystem

Deshalb sind Kinder so häufig „krank", wenn sie in den Kindergarten kommen. Sie kennen die meisten Viren noch nicht, weshalb sie sich mit ihnen anstecken, sich mit den Viren auseinandersetzen – genauer: ihr Immunsystem – und Antikörper bilden, die die Viren zerstören und dadurch die Krankheit beenden. Diese Antikörper verbleiben im Körper und schützen davor, beim nächsten Kontakt mit dem Virus wieder krank zu werden. Das ist Immunität. Und eine Gruppe von eng miteinander spielenden Kindern ist die optimale Schule für das Immunsystem. Wir Menschen brauchen einen möglichst großen Pool an schützenden Antikörpern, die Immunität, um dann, wenn es darauf ankommt (Schule, Arbeit), nicht ständig krank zu werden. Normal sind 10–14 Infekte bei Kleinkindern pro Jahr in den ersten drei Kindergartenjahren, die meisten davon im Winter. Dann werden sie immer weniger und im Alter von zehn Jahren erreichen sie die Häufigkeit der Erwachsenen, das sind ein bis drei Infekte pro Jahr.

Das alles müssen Eltern wissen, wenn sie ihr Kind für einen Kindergarten anmelden. Es ist also etwas völlig Normales, wenn Kinder im ersten Kindergartenwinter spätestens alle zwei bis drei Wochen Husten und Schnupfen haben und „krank" sind. Das bedeutet aber nicht unbedingt, dass sie deshalb nicht in den Kindergarten gehen dürfen. So sind wir endlich wieder beim Thema angelangt – und jetzt wird es spannend.

Was heißt „ansteckend"?

„Ansteckend" im Zusammenhang mit Kindergartenbesuch bedeutet, ob eine Krankheit unter das Infektionsschutzgesetz fällt oder nicht. In diesem Gesetz ist geregelt, bei welchen Krankheiten man nicht in öffentliche Einrichtungen gehen darf. Dazu gehören beispielsweise Tuberkulose, Masern, Scharlach, Windpocken und vieles mehr. Sie können das leicht selbst im Internet recherchieren. Sie werden den Schnupfen und Husten nicht auf dieser Liste finden und noch vieles andere auch nicht.

Das Hausrecht des Kindergartens steht über allem.

Trotz eines im Prinzip ansteckenden Schnupfens darf also „offiziell" ein Kind in den Kindergarten, wenn es sonst fit und fieberfrei ist. Aber Achtung: Jede Betreuungseinrichtung hat über sein Hausrecht (das unterschreiben Sie bei der Anmeldung) das Recht, darüber zu bestimmen, welches Kind eintreten darf und welches nicht. Die Kindergartenleitung hat wahrlich keinen einfachen Job: einerseits die Erwartung der Eltern zu erfüllen, dass sie ihr Kind dort betreut bekommen und andererseits mit Vorwürfen der Eltern konfrontiert zu werden, wenn sich ihr Kind bei einem anderen „kranken" Schnupfen- oder Hustenkind ansteckt. Und so werden viele Kinder mit im Sinne des Infektionsschutzgesetzes nicht ansteckenden Krankheiten nach Hause geschickt, obwohl sie fit und fieberfrei sind. Das erzeugt verständlicherweise regelmäßig Kopfschütteln und erhebliche Verstimmung bei den Eltern und uns Kinderärzten.

> **Tipp**
>
> Gemeinsamer Elternabend im Kindergarten mit Kinderarzt.

Elternabende, bei denen dieses Dilemma offen angesprochen und ich als dazu eingeladener Kinderarzt zur Klärung der Sachlage beitragen konnte, haben sich als sehr hilfreich erwiesen und zumindest zu mehr gegenseitigem Verständnis geführt. Vor allem die Erklärung des Kindergartens als Schule des Immunsystems führt zum Aha-Erlebnis vieler Eltern.

Und jetzt wird's endlich mal wieder konkret: mit typischen Kinderkrankheiten, die regelmäßig zu Unsicherheiten bezüglich des Kindergartenbesuches führen.

Ringelröteln

Ringelröteln gehören zu den klassischen Kinderkrankheiten. Anders wie bei den Röteln, die nur ähnlich heißen, aber sonst nichts mit Ringelröteln zu tun haben, gibt es keine Impfung dagegen, weil die Erkrankung für Kinder harmlos ist. Allerdings sind sie nicht harmlos für Babys im Bauch schwangerer Frauen, die selbst als Kind die Ringelröteln nicht hatten (das trifft für ca. 5 % aller Erwachsenen zu). Doch dazu später.

Ringelröteln-Kinder haben außer einem auffälligen Hautausschlag (girlandenförmige rote Flecken, meist und vor allem an Armen und Oberschenkeln [s. Abb. 25.1a] sowie typische knallrote Bäckchen [s. Abb. 25.1b] sonst kaum Symptome). Sie sind fit.

Wie die Masern- oder Windpockenerkrankung kann man die Ringelröteln nur einmal bekommen.

Das Besondere bei ihnen ist, dass sie mit dem Erscheinen des Hautausschlags **nicht** mehr ansteckend sind.

Deshalb darf ein fittes Kind mit einem Ringelröteln-Ausschlag in den Kindergarten. So weit, so gut, solange die Erzieherin um diese Besonderheit weiß. Unerfreulich ist es aber, wenn aus Unwissenheit ein Kind mit diesem

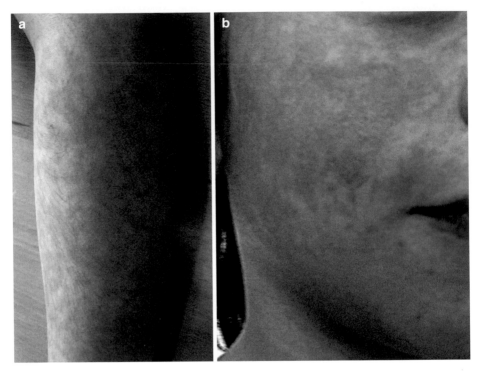

Abb. 25.1 **a** Ringelröteln am Arm. **b** Ringelröteln im Gesicht (rechte Wange). Die linke Wange sieht gleich aus

nicht mehr ansteckenden Ausschlag nach Hause geschickt wird. Natürlich hat es sich diese Virusinfektion im Kindergarten bei einem anderen Kind geholt. Und natürlich **war** dieses Kind ansteckend in den Tagen vor Erscheinen des Hautausschlags. Deshalb kann diese Erkrankung im Kindergarten niemals verhindert werden: Die nicht krank wirkenden, aber ansteckenden Kinder können vor dem Erscheinen des Ausschlags als solche nicht identifiziert werden.

Problematisch sind Ringelröteln nur für werdende Babys im Bauch der Mutter bis zur 21. Schwangerschaftswoche, wenn die Mutter selbst keine Antikörper gegen die Ringelröteln hat und sich in dieser Zeit mit Ringelröteln infiziert. Deshalb ist es sinnvoll, zu Beginn einer Schwangerschaft nach dem Ringelröteln-Antikörpertiter zu forschen, um zu wissen, ob entsprechende Vorsicht vonnöten ist.

Übrigens: Daraus ergibt sich fast zwangsläufig die dringende Empfehlung, ein Kind, insbesondere Mädchen, unbedingt dorthin zu schicken, wo Ringelröteln „rumgehen" und sie bloß nicht zu vermeiden suchen.

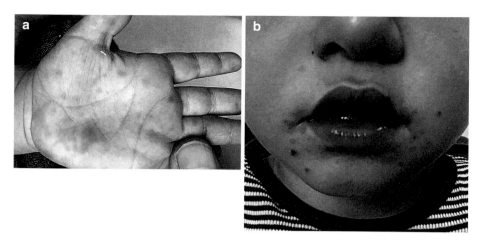

Abb. 25.2 **a** HFM-Krankheit an Hand. **b** HFM-Krankheit am Mund

Hand-Fuß-Mundkrankheit

Die Hand-Fuß-Mund-Krankheit gehört ebenfalls zu den klassischen Kinderkrankheiten, die man in der Regel nur einmal bekommt, idealerweise in der Kindergartenzeit. Da sie harmlos ist, gibt und braucht es keine Impfung gegen sie. Sie beginnt mit ein bis zwei Tagen Fieber, an denen die Kinder nicht besonders krank wirken. So wie es kommt, verschwindet das Fieber wieder und dann erscheint ein typischer Ausschlag mit kleinen Bläschen an den Handinnenflächen, Fußsohlen sowie im und am Mund (s. Abb. 25.2).

Die Bläschen an Händen und Füßen stören die Kinder nicht, nur die Nahrungsaufnahme und das Trinken können durch Schmerzen im Mund behindert werden. Die meisten Kinder sind fit und könnten in den Kindergarten gehen. Denn sie haben eine harmlose Infektionskrankheit, die nicht im Infektionsschutzgesetz aufgelistet ist. Aber Sie ahnen schon die Problematik: Meistens werden Kinder mit einem Hand-Fuß-Mundkrankheitsausschlag an der Kindergartentüre abgewiesen und es wird den Eltern erklärt, dass dieser Ausschlag doch möglicherweise noch ansteckend sei – was auch stimmt. Allerdings stimmt auch, dass die Erkrankung bereits bis zu zwei Tagen vor Auftreten der ersten Symptome (in diesem Fall Fieber) ansteckend ist. Das bedeutet: Ein Kind mit der Hand-Fuß-Mundkrankheit hat bereits zwei Tage vor dem ersten Symptom (Fieber) in seinem Umfeld die Viren verteilt.

Wussten Sie, dass die Hand-Fuß-Mundkrankheit im Erwachsenenalter alles andere als ein Pappenstiel ist? Und jetzt frage ich Sie: Wie sinnvoll ist es dann, ein Kleinkind, dem diese Erkrankung nichts ausmacht, vor ihr zu schützen?

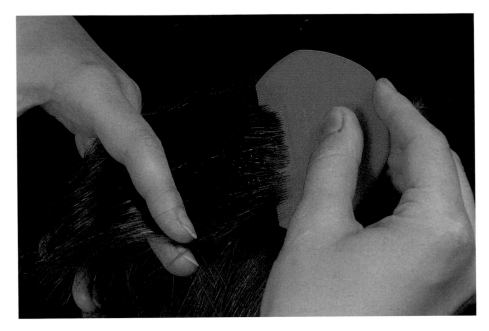

Abb. 26.3 Auskämmen mit dem Nissenkamm. (Mit freundlicher Genehmigung von ©
Fr. Prof. R. Fölster-Holst)

von der Kopfhaut entfernt, ist sie mit Sicherheit leer. Sie sieht dann auch
weißlich aus; solange die Laus noch nicht geschlüpft ist, ist die Nisse eher
gräulich.

Dies hat zwei wichtige praktische Konsequenzen:

1. Das zufällige Vorhandensein und Finden von Nissen an den Haaren **be-
weist**, dass ein Lausbefall vorliegt und lässt in etwa berechnen, seit wann
der Lausbefall schon besteht (die Haarwachstumsgeschwindigkeit beträgt
ca.0,4 mm/Tag).
2. Nach einer korrekten Behandlung mit einem geeigneten Antilausmittel
sind noch sichtbare Nissen an den Haaren kein Grund, ein Kind nicht
wieder in eine Betreuungseinrichtung einzulassen.

**Und wenn nach der Lausbehandlung bereits am nächsten Tag immer
noch krabbelnde Läuse zu sehen sind?**
Dann war entweder das Mittel nicht korrekt (eher selten) oder die Behandlung
erfolgte nicht genau entsprechend der Gebrauchsanweisung – eher am häufigsten. Auch erschweren lange Haare die so entscheidende komplette Be-
netzung **aller** Haare mit dem Antilausmittel. Jedenfalls muss dann die Behandlung umgehend wiederholt werden.

Warum gibt es trotz korrekter Behandlung oft schon so bald wieder Läusealarm?

Wenn in einer Gruppe auch nur bei einem einzigen Kind dessen Lausbefall nicht erkannt und nicht behandelt wird, kann es die anderen Kinder sofort wieder anstecken. Und alles beginnt von vorn.

Wie kann man diese Läusealarmketten unterbrechen?

Eigentlich ganz einfach. Sobald bei einem Kind einer Gruppe Kopfläuse entdeckt wurden, sollten **alle** Kinder der Gruppe genau untersucht und bei Bedarf ebenfalls behandelt werden. Vor erneutem Zugang zur Gruppe müsste eine Bestätigung der korrekten Durchführung der Anti-Lausbehandlung vorgelegt und bei einer Kontrolle vor Ort keine krabbelnden Läuse mehr festgestellt werden. Dann wäre wieder für eine Weile Ruhe und viele Eltern wären weniger genervt. Leider scheitert dieses sinnvolle Vorgehen oft aus bürokratischen und organisatorischen und sonstigen Gründen.

Was könnte denn allgemein gegen Kopfläuse getan werden?

Kopfläuse lieben lange Haare, weil sie sich prima daran festkrallen und sich vor allem aber prächtig darin verstecken können. Also wie sollten Haare dann wohl sein, damit das nicht so ist? Richtig: so kurz wie möglich.

Am besten ist eine Glatze – da haben Kopfläuse keine Chance.

Und jetzt komme ich auf meine anfängliche Andeutung zurück:

Wenn alle Menschen weltweit sich gleichzeitig innerhalb einer Woche ihren Kopf kahlscheren ließen, wäre die Menschheit die Kopfläuse für immer los. Ich gebe zu, das ist illusorisch. Aber wenigstens Sie können ja jetzt selbst entscheiden, welchen Haarschnitt Sie Ihren Kindern in der Läusezeit angedeihen lassen. Bei Jungs ist es da wesentlich leichter. Ich selbst konnte bei meinen Töchtern erst nach der gefühlt 20. Antiläusetherapie gerade mal erreichen, dass sie sich unter lautem Wehklagen ihre Haare von 30 cm auf 15 cm kürzen ließen.

Nicht nur, aber besonders auch deshalb, wird es wohl weiterhin regelmäßig wegen der Kopfläuse entnervte Eltern geben.

Außer, es wäre plötzlich ein Glatzkopf für beide Geschlechter „in".

27

Nasenbluten

Unsere Nase hat mehrere Aufgaben. Sie muss unter anderem die Atemluft reinigen, anfeuchten und anwärmen. Die Reinigung von Staubteilchen erfolgt durch die Nasenhärchen und das Anfeuchten über die Schleimhaut, wobei das Tränenwasser vom Auge über den Tränenkanal, der in die Nase mündet, ständig Nachschub an Feuchtigkeit liefert. Das Anwärmen der Luft erfolgt über einen ebenso genialen Trick: In der Nasenschleimhaut liegen die Blutäderchen ganz dicht an der Oberfläche. Blut ist unsere wärmste Körperflüssigkeit, da sie aus unserer Körpermitte kommt und ständig im Fluss ist. So streicht in der Nase die Einatmungsluft an den warmen Schleimhäuten vorbei und wird bestmöglich angewärmt, worüber sich die empfindlichen Lungenbläschen, in denen der Gasaustausch stattfindet, sehr freuen. Aber alles hat zwei Seiten. So auch die Eigenschaft der Nasenschleimhaut, durch die einerseits die an ihr vorbeistreifende Luft zwar optimal angewärmt wird, andererseits sind die dicht an der Oberfläche liegenden Äderchen aber sehr verletzlich und können leicht platzen. Womit wir endlich beim Thema wären: Denn platzen Äderchen, kann es heftig und anhaltend bluten. Und genau das ist es, was uns beim Nasenbluten so Probleme macht.

Da wir alle diese empfindliche Nasenschleimhaut haben, hat jeder von uns schon mal Nasenbluten gehabt. Entweder war ein Sturz oder Schlag aufs Gesicht die Ursache oder aber das häufige Naseputzen bei einem Schnupfeninfekt. Aber auch einfach so, ohne ersichtlichen Grund, sogar beim Schlafen, blutet es bei manchen Menschen plötzlich aus der Nase, weil Äderchen in der

Nasenschleimhaut platzen. Sind Kinder von häufigem Nasenbluten betroffen, ist es besonders unangenehm. Folgende Tipps können dabei helfen, mit Nasenbluten besser klarzukommen.

Blut nicht schlucken

Weil unser Magen größere Mengen Blut nicht verträgt, wird blutiger Mageninhalt postwendend wieder erbrochen, was für alle Beteiligten ziemlich unangenehm ist. Deshalb ist eine wichtige Regel beim Nasenbluten, Blut nicht zu schlucken, sondern auszuspucken. Dazu gehört auch der Rat, den Kopf eher leicht nach vorne zu beugen und keinesfalls in den Nacken, da sonst das Blut nach hinten in den Rachen fließt und dort reflektorisch geschluckt wird.

Nase zudrücken

Die effektivste Methode, Nasenbluten zu stoppen, ist das feste Zusammendrücken der Nase zwischen Daumen und Zeigefinger. Einziges Problem dabei ist, dass mit der Zeit die Kraft nachlässt – denn es kann einige Zeit dauern, bis die Blutung aufhört.

Kaltes auf die Stirn und in den Nacken

Durch Kälte ziehen sich Blutgefäße zusammen, wodurch die Blutung entsprechend reduziert wird und schneller aufhört. Gut dafür geeignet sind Kälteakkus, die aber leider in der Regel nur zu Hause verfügbar sind.

Abschwellende Nasentropfen

Die Wirkung von abschwellenden Nasentropfen bei einer verstopften Schnupfennase beruht auf ihrer Eigenschaft, den Durchmesser der Blutgefäße in der Nasenschleimhaut (vergleichbar dem Zusammenziehen durch Kälte) zu verkleinern. Dadurch schwillt die Schleimhaut ab und die Nase wird frei. Abschwellende Nasentropfen können also wie die Kälte die Blutung verringern und die Blutungszeit verkürzen, besonders wenn sie frühzeitig gegeben werden. Im Gegensatz zu Kälteakkus können sie problemlos ständig überallhin mitgeführt werden.

Wann ist Nasenbluten gefährlich?

Häufiges und vor allem unvermittelt auftretendes Nasenbluten ist lästig, unappetitlich und unangenehm. Gefährlich ist es aber nur dann, wenn es dadurch zu einem massiven Blutverlust kommt, zum Beispiel bei Menschen mit einer Gerinnungsstörung oder während einer Blutverdünnungstherapie. Auch wenn es bei länger dauerndem Nasenbluten manchmal nach sehr viel Blut aussieht, ist es dennoch nicht so viel, dass eine lebensbedrohende Situation zu befürchten ist.

Wenn das Nasenbluten zu häufig wird

Wird die Lebensqualität durch häufiges und unberechenbares Nasenbluten stark beeinträchtigt, ist ein Besuch in der Sprechstunde des Hals-Nasen-Ohrenarztes ratsam. Er kann mit der Verödung der leicht platzenden Äderchen eine Therapie anbieten, durch die im Idealfall das Nasenbluten dauerhaft verschwindet.

Kommt das Nasenbluten bei Kindern nur ab und zu vor, so lohnt es sich nach meiner Erfahrung, zunächst einfach abzuwarten. Denn mit den beschriebenen Maßnahmen lässt sich ein normales Nasenbluten ganz gut behandeln und bei den meisten Kindern verschwindet diese Eigenschaft im Laufe der Jahre wieder.

28

Daumenlutschen– oder doch besser Schnuller?

Verspüren Sie auch einen gewissen Ehrgeiz, zum Beruhigen des Babys auf den Schnuller zu verzichten? Tatsächlich gibt es sie, allerdings in ganz geringer Zahl: Babys, die sich ohne jedwedes Hilfsmittel von selbst beruhigen. Das nenne ich einen Glücksfall.

Hinzu kommt, dass es in vielen Geburtskliniken keinen Schnuller gibt. Es wird befürchtet, dass insbesondere in den ersten Lebenstagen der Saugreflex durch einen Schnuller beeinträchtigt und so das korrekte Saugen an der Brust, also das Stillen, negativ beeinflusst wird. Spätestens zu Hause werden die Eltern mit einem schreienden Baby konfrontiert und dann beginnt die Suche nach einem geeigneten Instrument zur Beruhigung. Mit dem Hochnehmen und Wiegen in den Armen oder auch durch das Schaukeln des Kinderwagens beim Spaziergang gelingt dieses Beruhigen zwar meistens ganz ordentlich – aber wer kann das auf die Dauer leisten – insbesondere dann, wenn der Saugreiz entsprechend stark ist? Wird einem Baby mit einem Bedürfnis nach Saugen/Nuckeln kein Schnuller oder nicht ständig die Brust gegeben, was ja auch schwer möglich ist, dann sucht es nach einer Alternative. Diese findet es oft in einem Spielzeug wie einer Rassel oder einem Gummitier, einem Stoffzipfel oder – am häufigsten – es zuzelt und saugt an seinem Daumen. Wenn ich das bemerke, rate ich dringend dazu, den Daumen durch einen Schnuller zu ersetzen. Mit einem gewichtigen Argument: Eines Tages den Schnuller abzugewöhnen ist wesentlich einfacher als den Daumen. Mit drei Jahren sollte ein Kind mit dem Schnullern aufhören, sonst haben die Zahnärzte bzw. die Kieferorthopäden Arbeit und das Kind keine Freude. Den Daumen durch einen Schnuller zu ersetzen ist allerdings gar nicht so einfach. Da müssen die

C. Metzler, *Der Kinderarzt vom Bodensee – Medizinische Tipps für Eltern*, https://doi.org/10.1007/978-3-662-63390-8_28

91

Eltern manchmal stundenlang geduldig immer wieder den Daumen aus dem Mund ziehen und stattdessen den Schnuller in den Mund stecken. Nötigenfalls viele Tage lang. Aber es wird sich lohnen, das dürfen Sie mir glauben.

Welcher Schnuller ist der Richtige?
Es gibt eine große Auswahl. Insbesondere ist die richtige, also altersangepasste Größe wünschenswert. Aber letztlich entscheidet das Kind, welchen Schnuller es überhaupt akzeptiert. Da gilt die Devise: Besser ein nicht optimaler Schnuller als der Daumen.

Und wie gewöhne ich meinem Kind den Schnuller ab?
Aus den Augen, aus dem Sinn. Das trifft wörtlich für den Schnuller im dritten Lebensjahr zu – zumindest tagsüber braucht ein Kind ihn nicht mehr so oft, vor allem, wenn er nicht leicht zur Hand und aus den Augen ist. Das Einschlafen und Schlafen ohne ihn ist allerdings meist nicht problemlos möglich.

Aber zum dritten Geburtstag hin ist die beste Gelegenheit, ihn loszuwerden. Am ehesten funktioniert das, wenn dabei zwei Grundsätze beachtet werden:

1. Dem Kind eine ausreichende Zeit zur Vorbereitung geben und
2. die Eltern haben mit dem Schnuller-abgeben nichts zu tun.

Etwa zwei Wochen vor dem Geburtstag bekommt das bald dreijährige Kind einen „echten" Brief von der Schnullerfee, in dem sie ihr Kommen in der Nacht zum Geburtstag ankündigt. So kann ab da jeder Abend abgezählt und dem Kind noch einmal klargemacht werden, dass es jetzt den Schnuller noch genießen soll, da es ihn ja bald nicht mehr haben wird. Am Geburtstagsmorgen ist das Kind drei Jahre alt und damit schon so „groß", dass es eigentlich auch keinen Schnuller mehr braucht. Tatsächlich sind dann sämtliche Schnuller verschwunden und stattdessen findet das Kind unter dem Kopfkissen ein Ersatzgeschenk von der Schnullerfee. Damit sind umumkehrbare Fakten geschaffen. Möglicherweise kullern an den folgenden Abenden ein paar Tränen über die Wangen, aber in der Regel akzeptiert das Kind die von der Schnullerfee geschaffene Schnullerabstinenz. Nur dürfen die Eltern danach aber auch nicht mehr einknicken.

Was, wenn nach dem Besuch der Fee doch noch irgendwo ein Schnuller „auftaucht"?

Dann war „die Übermüdung und Kurzsichtigkeit der schon ziemlich alten Schnullerfee" Schuld daran, dass sie es aus Versehen übersehen hatte. Ihr den Schnuller nachzuschicken, wäre eine passable Möglichkeit. Ihn zu behalten wäre angesichts des bereits erhaltenen Ersatzgeschenkes nicht fair …

Was, wenn der dritte Geburtstag verpasst wurde?

Da sind der Fantasie keine Grenzen gesetzt: Zum Beispiel könnte die Schnullerfee Urlaub gehabt und nach der Rückkehr erst gemerkt haben, dass sie den Geburtstag versäumt hat und auf diese Weise in ihrem Brief die Verspätung begründen. Ansonsten läuft alles nach dem gleichen Plan, nur eben später.

Ich übertreibe nicht: Viele Eltern sind zunächst sehr skeptisch, wenn ich ihnen meinen Vorschlag zum Schnuller-abgewöhnen unterbreite. Wird er aber eins zu eins umgesetzt, ist die Erfolgsquote sehr hoch. Trauen Sie es sich und Ihrem Kind einfach zu.

29

Sauber werden ohne Stress

Zwischen dem ersten und dritten Geburtstag entschließen sich die meisten Kinder, zumindest tagsüber, die Windel nicht mehr zu wollen und stattdessen Pipi ins Töpfchen oder in die Toilette zu machen. Tatsächlich geschieht dies aber nur, wenn sie es auch wirklich wollen. Und wie erreichen Sie als Eltern es am einfachsten, dass ihr Kind es auch wirklich will? Mein Tipp: Indem Sie ein anderes Kind genau dafür überschwänglich loben, dass es schon aufs Töpfchen oder auf die Toilette geht und wie toll Sie das finden. Eine Gelegenheit dazu bietet sich beim Besuch eines Kindes, das dies schon macht und als Beispiel dienen kann. Oder Sie schauen ein Bilderbuch an, in dem eine entsprechende Szene dargestellt ist. Von großer Bedeutung dabei ist, dass Sie ihr Kind nicht direkt ansprechen und drängen („Mache es doch auch so!" oder „Willst Du es nicht auch so machen?"), sondern ihr Kind indirekt dazu bringen, dass es denkt: „Ich will von meiner Mutter oder meinem Vater auch so gelobt werden.".

> Die Erziehungsmethode, statt direkt aufzufordern lieber indirekt andere zu loben, bewährt sich nicht nur beim Trockenwerden. Wenn Ihr Kind von sich aus etwas tun will, zum Beispiel um auch gelobt zu werden, haben Sie Ihr Ziel erreicht.

Auch wenn das Trockenwerden vielleicht bei Ihrem Kind problemlos geklappt hat, müssen Sie dennoch damit rechnen, dass es sich beim Sauberwerden etwas schwieriger anstellt. Viele Kinder wollen nämlich ihren Stuhlgang zunächst nicht wie das Pipi ins Töpfchen oder in die Toilette absetzen.

C. Metzler, *Der Kinderarzt vom Bodensee – Medizinische Tipps für Eltern*, https://doi.org/10.1007/978-3-662-63390-8_29

Auch wenn ein Stich noch so schlimm aussieht: entscheidend sind die Allgemeinsymptome

Die Hauptauslöser einer Insektengiftallergie sind bei uns die Biene und die Wespe. Sie tritt aber selten schon beim ersten Stich, sondern frühestens nach dem zweiten auf. Denn erst nachdem eine für den Patienten nicht spürbare Sensibilisierung erfolgt ist, kommt es beim nächsten Stich zu einer allergischen Reaktion.

Eine lebensbedrohliche Insektengiftallergie erkennen Sie nicht an einer besonders heftigen lokalen Stichreaktion, sondern an rasch nach dem Stich auftretenden auffälligen Allgemeinsymptomen wie Unwohlsein und Übelkeit, Blässe, Schwindel, Kreislaufschwäche, beschleunigtem Puls und kaltem Schweiß. Manchmal kommt es auch zu einem Hautausschlag über den ganzen Körper, der aussieht wie nach Brennnesselkontakt (Urticaria). Dazu kommt eine zunehmende Atemnot mit Erstickungsgefahr. Solche Symptome nach einem Bienen- oder Wespenstich weisen auf eine lebensgefährliche allergische Reaktion hin und deshalb müssen Sie **sofort** den Notarzt über die Telefonnummer **112** anrufen. Bis zu dessen Eintreffen sollten die Begleitpersonen beruhigend auf den Patienten einwirken und, wenn vorhanden und solange es geht, schluckweise (eis-)kaltes Wasser anbieten.

Menschen mit einer Bienen- oder Wespenstichallergie werden mit einem Allergie-Notfallset mit Medikamenten für den Wiederholungsfall ausgestattet. Außerdem können sie durch eine 3–5 Jahre lang dauernde Hyposensibilisierungsbehandlung ihre Allergie im günstigsten Fall vollständig überwinden, zumindest sie aber deutlich abschwächen.

Eine Insektengiftallergie hat etwas Schicksalhaftes an sich. Sie kann jederzeit jeden in jedem Lebensalter betreffen. Entscheidend ist, dass Sie den Notarzt schnell benachrichtigen oder rechtzeitig die Notfallmedikamente aus dem Notfallset geben.

32

Hautwarzen

Hautwarzen entstehen durch eine Virusinfektion. Bei Kindern kommen vorwiegend zwei verschiedene Warzenarten vor, die von zwei verschiedenen Viren verursacht werden: die Hand- und Fußwarzen sowie die Körper- oder Dellwarzen,

Dellwarzen lieben trockene Haut. Deshalb kommen sie besonders häufig bei Kindern mit Neigung zur Neurodermitis vor. Bei Hand- und Fußwarzen gibt es keinen bevorzugten Hauttyp. Viel mehr von Bedeutung ist, ob die Eltern und Geschwister auch Warzen hatten oder gar noch haben.

Wenn eine Virusvariante mit der Haut in Kontakt kommt, kann sich an dieser Stelle eine Warze entwickeln. Überall dort, wo Menschen wenig Kleider und keine Schuhe tragen, zum Beispiel im Schwimm-, Frei- und Strandbad oder in den Duschräumen der Turnhallen, finden sich vornehmlich diese sehr ansteckenden Viren. Sie stammen von Hautschuppen von Warzenträgern, in denen sich das ansteckende Virusmaterial befindet. Deshalb verwundert es nicht, dass es häufig während und nach den Schwimmkursen und nach der Badesaison zu vermehrtem Auftreten von Warzen bei Kindern kommt.

Allerdings bekommen nicht alle Kinder Warzen, woran liegt das?

Sie wissen von vielen Infektionen, zum Beispiel den meisten Kinderkrankheiten, dass man sie nur einmal bekommen kann (eine Ausnahme ist der Keuchhusten – ihn kann man leider immer wieder bekommen). Durch die

C. Metzler, *Der Kinderarzt vom Bodensee – Medizinische Tipps für Eltern*,
https://doi.org/10.1007/978-3-662-63390-8_32

Auseinandersetzung unseres Immunsystems mit den Krankheitserregern werden bleibende Antikörper gebildet, die uns vor einer erneuten Infektion schützen. Dies gilt im Prinzip auch für Warzenvirusinfektionen, aber das Besondere bei ihnen ist, dass sie nicht von jedem Immunsystem gleich schnell erkannt werden. Konkret bedeutet das, dass bei dem einen Menschen bei einem Viruskontakt in kurzer Zeit Antikörper gebildet werden, die die entstehende Warze im Keim zerstört, bevor sie bemerkt wird. Entsprechend hat dieser Mensch nur scheinbar nie Warzen gehabt. Bei dem anderen dauert es, bis diese Antikörper gebildet werden. Solange sie nicht da sind, können sich die Warzen auf dem Körper ungehindert verbreiten. Das kann auch mal mehrere Jahre dauern – aber bei den allermeisten werden die Antikörper irgendwann bis zur Pubertät gebildet. Sind sie endlich da, werden die Warzenviren zerstört und die Warzen verschwinden wie von Zauberhand, sie sind dann einfach „plötzlich" weg.

Hand- und Fußwarzen werden oft als solche erkannt, sie haben ein typisches Aussehen und fühlen sich hart an (s. Abb. 32.1). Die Körper- oder Dellwarzen (Mollusca contagiosa) dagegen sind nicht so bekannt, sie sehen ganz anders aus und können sogar auch im Gesicht vorkommen (s.Abb. 32.2). Auf den folgenden Bildern können Sie die Unterschiede erkennen.

Natürlich möchte jeder seine Warzen so schnell wie möglich loswerden, nicht nur aus kosmetischen Gründen, sondern vor allem, wenn sie schmerzen. Fuß- und Zehenwarzen können deswegen das Gehen beeinträchtigen. Dellwarzen jucken manchmal sehr stark und entzünden sich leicht, wenn sie deshalb aufgekratzt werden.

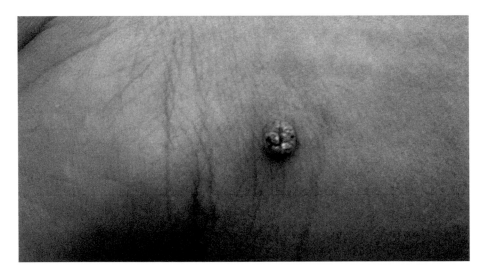

Abb. 32.1 Handwarze

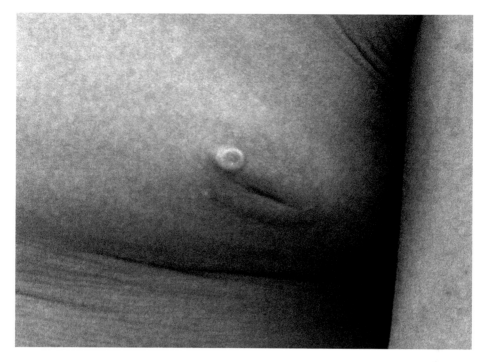

Abb. 32.2 Dellwarze

Bei der Behandlung der Hand- und Fußwarzen halte ich das tägliche Be-
pinseln mit Säure, bei der die Hornhaut, quasi das Haus der Warzen, zerstört
wird, für die am ehesten erfolgreiche Methode für Kinder.

> **Tipp**
>
> Nach dem Bepinseln mit Säure unbedingt so lange warten, bis sie ab-
> getrocknet ist (30 bis 60 Sekunden). Das ist an dem sich bildenden
> weißen Film zu erkennen. Es können sonst unschöne Flecken an Mö-
> beln oder auf dem Parkettboden entstehen.

Dabei ist auch wichtig, die Gebrauchsanweisung genau zu befolgen und
die Behandlung so lange fortzuführen, bis die Warze vollständig weg ist, also
keine Hornhaut mehr tastbar ist. Das kann oft doppelt oder dreimal so lange
dauern, wie im Beipackzettel beschrieben! Ich betone das, weil häufig **zu früh**
mit der Bepinselung aufgehört wird.

Das Gleiche gilt auch für die oft versuchte alternative Behandlungsmöglich-
keit mittels Kälte, die nur dann erfolgreich sein kann, wenn sie ausreichend

passiert ist. Und erst recht, wenn innerhalb der nächsten Tage weiterhin keine Auffälligkeiten auftreten. Dann war es eine Schädelprellung ohne Zeichen einer Gehirnerschütterung.

Die häufigsten Schädelprellungen passieren im Säuglingsalter, wenn die Babys aus dem Elternbett fallen. Normalerweise ist dieses Bett nicht sehr hoch, sodass sie sich meistens bei einem Sturz nicht ernsthaft verletzen – bei Säuglingen empfehle ich aber, sie grundsätzlich nach Stürzen mit heftigen Schädeltraumata ärztlich untersuchen zu lassen.

Bei Kindern, die selbst über ihr Befinden Auskunft geben können (Kopfweh?), ist die Frage einer Gehirnerschütterung leichter zu klären.

Tritt direkt durch den Sturz oder danach eine Bewusstlosigkeit auf, müssen Sie sofort den Notarzt (**112**) rufen.

> Die „Schrecksekunde" nach einem Unfall mit anschließendem heftigen Gebrüll ist keine Bewusstlosigkeit!

Die Folgen einer Gehirnerschütterung können sich auch erst Stunden später durch plötzliches Erbrechen bemerkbar machen. Oder durch auffälliges Verhalten, wenn Ihr Kind langsamer spricht oder benommen ist. Dies soll immer Anlass für eine umgehende ärztliche Untersuchung und anschließende stationäre Überwachung sein.

Nach einem Sturz auf den Kopf muss aber nicht in jedem Fall eine Behandlung im Krankenhaus erfolgen. Hat Ihr Kind beispielsweise nur leichtes und nicht zunehmendes Kopfweh nach einer Schädelprellung ohne weitere Symptome, reicht zunächst körperliche Schonung völlig aus. Sie können abwarten und Ihr Kind beobachten. Geht das Kopfweh zurück, ist wieder zunehmende Belastung bis zur Schmerzgrenze erlaubt.

> Gut zu wissen: Kopfweh wegen einer Gehirnerschütterung kann bis eine Woche und länger dauern – entsprechend lange darf sich dann der Patient nur bis zur Schmerzgrenze belasten.

In der Kopfwehzeit muss das Kind zwar auf sportliche Betätigung verzichten, eine strikte Bettruhe aber nicht unbedingt einhalten. Motto: vorsichtiges Steigern bis an die Schmerzgrenze.

Schmerzmittel bei Gehirnerschütterung?
Wenn das Kind auch im Liegen Schmerzen hat und dadurch nicht einschlafen kann, können Sie ihm selbstverständlich ein Schmerzmittel geben. Aber Vorsicht: Keinesfalls sollten Sie eines verabreichen, damit der Patient schmerzfrei herumspringen kann.

Das Problem der fehlenden Knautschzone. Keine Panik wegen Beulen!
Beulen, also Blutergüsse oder Hämatome, entstehen durch das Platzen von Blutgefäßen (Venen und Arterien). Dabei hebt das herausfließende Blut die Kopfhaut vom Schädelknochen ab. Vor allem bei kantigen Schlägen auf den Kopf entstehen Beulen relativ schnell, weil die Blutgefäße ohne Knautschzone direkt über dem harten Schädelknochen liegen und deshalb leichter platzen können.

Sind nach einem Schlag auf den Kopf Beulen zu sehen, entstehen oft große Unsicherheiten, wie mit ihnen umzugehen ist. Besteht die Möglichkeit, sofort nach dem Unfall die Beule zu kühlen und toleriert dies das Kind auch, kann damit durchaus eine gewisse Linderung der Schmerzen und der Beulengröße erreicht werden. Kälte führt zur Verengung der Blutgefäße und reduziert die Menge des ausfließenden Blutes. Ist jedoch die Beule schon vorhanden, das Blut also bereits ins Gewebe geflossen, kann die Beule mit Kühlung nicht mehr verkleinert werden. Der Schmerz wird durch Kälte zwar gemindert, aber es kann sehr weh tun, wenn die Beule berührt wird. Und deshalb lehnen Kinder das Auflegen von Kältekompressen oft ab.

Nicht auf die Größe der Beule kommt es an
Die Größe der Beule lässt nicht unbedingt auf den Schweregrad der Prellung und Gehirnerschütterung schließen. Die meisten notfallmäßigen Anrufe nach Stürzen erfolgen, weil die Beule „so groß" ist und Eltern deshalb Angst haben. Das Entscheidende bei einer Beule ist, ob auch Zeichen einer Gehirnerschütterung vorliegen. Denn nur dann ist eine ärztliche Untersuchung notwendig. Die Beule selbst wird schon nach wenigen Stunden kleiner und sieht dann auch nicht mehr ganz so dramatisch aus, weil sich das Blut im umliegenden Gewebe verteilt.

Anhand der Farbe auf das Alter des Blutergusses schließen
Ins Gewebe ausgetretenes Blut wird von sog. Aufräumzellen verarbeitet. Wie alt ungefähr ein Bluterguss ist, kann durch die unterschiedlichen Farben, die dabei entstehen, erkannt werden: bläulich bedeutet eher jung (Stunden bis zu zwei Tage). Grünlich entspricht einem mittelalten (zwei bis fünf Tage) und gelblich einem alten (sechs und mehr Tage) Erguss.

Wie erkenne ich einen Schädelbruch?
Jedenfalls nicht unbedingt an der Größe einer Beule. Damit der Schädelknochen bricht, muss ein Trauma entsprechend heftig sein und in der Regel
sind dann auch Gehirnerschütterungszeichen zu beobachten. Zwar können
erfahrene Untersucher manchmal mit ihren Händen eine knöcherne Verletzung („Stufe") ertasten, aber erst eine sog. Bildgebung wie Ultraschall,
Röntgen oder Computertomografie (CT) bringen Gewissheit.

Aber bitte nicht wundern. Da Schädelbrüche meist nur Risse sind und
nicht operiert werden müssen, wird häufiger auf eine Bildgebung verzichtet –
in der Fachsprache heißt es dann: wegen fehlender Konsequenz.

Was der Blick in die Ohren verrät
Zu dem ärztlichen Check nach einem Schädeltrauma gehört immer der Blick
mit dem Othoskop in die Ohren. Das Othoskop ist ein Untersuchungsgerät
für die Ohren. Befindet sich nämlich Blut im Gehörgang, ist möglicherweise
die Schädelbasis gebrochen, was natürlich eine sofortige stationäre Behandlung, also einen Krankenhausaufenthalt, nötig macht.

Wie erkennt man eine Hirnblutung?
Wie sie erfahren haben, ist eine Blutung in die Kopfhaut (Beule) meistens
nicht dramatisch. Ganz anders verhält es sich, wenn durch einen Schlag auf
den Kopf Adern im Kopf platzen und Blut in die Schädelhöhle austritt. Da
der Schädel eine geschlossene knöcherne Höhle ist, entsteht durch das aus-
tretende Blut ein Druck auf das Gehirn. Wenn das Gehirn etwas nicht verträgt, dann Druck. Steigt er, führt dies zu den typischen Symptomen: zunehmendes Kopfweh, Erbrechen, Wesensveränderung bis hin zur
Bewusstlosigkeit und Tod.

Was der Blick in die Augen verrät
Wie der Blick in die Ohren gehört auch das Beleuchten der Augen zur ärztlichen Routineuntersuchung nach einem Unfall mit Kopfbeteiligung. Dabei
wird auf die Pupillenreaktionen bei Lichteinfall geachtet. Sind diese Reaktionen auffällig, kann das ein Hinweis für einen erhöhten Druck im Gehirn
und damit für eine Hirnblutung sein.

Achtung: Auch noch Tage nach einem Schädeltrauma an die Möglichkeit einer
langsamen Blutung mit erst später auftretendem Hirndruck denken.

Sie sind besonders tückisch: Hirnblutungen, die sich erst später bemerkbar machen. Es kann vorkommen, dass es durch die Verletzung eines Äderchens zu einem langsamen, aber stetigem Austritt von Blut kommt, was erst Stunden oder sogar mehrere Tage später zum Hirndruck und damit zu den entsprechenden Symptomen führt.

> Was nach einem Schädeltrauma zu beachten ist:
> - Auf Zeichen einer Gehirnerschütterung achten.
> - Eine Beule ohne weitere Symptome ist harmlos.
> - Säuglinge nach Stürzen auf den Kopf lieber einmal zu viel als zu wenig ärztlich untersuchen lassen.
> - Bei ausschließlichem leichtem Kopfweh ohne Beschwerdezunahme reicht Schonung und Beobachtung durch Eltern aus.
> - Ärztliche Untersuchung und stationäre Beobachtung erforderlich bei
>   - Erbrechen,
>   - zunehmenden Kopfschmerzen,
>   - verändertem Verhalten und getrübtem Bewusstsein.
> - Auch Tage nach einem Schädeltrauma mit einem zunehmenden Hirndruck durch langsam ausfließendes Blut rechnen und bei Auffälligkeiten sofort zum Arzt gehen.

Was passiert im Krankenhaus nach einer Gehirnerschütterung?
Nach der intensiven Aufnahmeuntersuchung werden auf Station regelmäßig die Vitalparameter untersucht, also Puls, Blutdruck, Atmung, neurologische Reaktionen. Dabei entscheidet der Arzt im Krankenhaus anhand des Verlaufes, wie lange diese Beobachtung erfolgen soll. Erholt sich das Kind schnell und zeigt keine Auffälligkeiten mehr, kann es meist nach 24–48 Stunden entlassen werden.

Sollte sich eine lebensbedrohliche Hirnblutung entwickeln, kann mittels Bohren eines Loches in die Schädeldecke (Trepanation) der Druck auf das Gehirn vermindert und die Lebensgefahr abgewendet werden.

Die Diagnose eines Chassaignac erfolgt hauptsächlich, indem sich der Arzt während der sog. Anamnese den Verletzungsablauf (Zug an der Hand) schildern lässt und durch die typischen Beschwerden: Das Kind kann im Ellenbogengelenk den Arm nicht ohne Schmerzen beugen und spürt Schmerzen beim Druck auf die Außenseite des Ellbogengelenkes. Normalerweise ist keine weitere Untersuchung wie Ultraschall oder Röntgen erforderlich!

Die Therapie ist in der Hand des Erfahrenen einfach und schnell: Durch das Chassaignac-Manöver rutscht das Speichenköpfchen wieder in die korrekte Position – den Vorgang nennt man Reposition – und von diesem Moment an kann das Kind seinen Arm wieder schmerzfrei beugen. Wenn anschließend ein Gummibärchen mit der Hand zum Mund geführt werden kann, ist das ein Beweis für die erfolgreiche Reposition. Je schneller sie erfolgt, desto leichter gelingt sie. Also heißt die Devise, wenn eine solche Verletzung vorliegt, schnellstmöglich zum Kinderarzt oder in eine Kinderklinik zu gehen. Dort kennt man den „Chassaignac" und dessen Behandlung. Bei Erwachsenen gibt es ihn nicht, deshalb besteht die Gefahr, dass er von Erwachsenenärzten nicht gleich erkannt wird.

Ist eine solche Speichenköpfchenausrenkung einmal passiert, droht Wiederholungsgefahr bei erneutem stärkerem Zug an der Hand. Deshalb müssen alle Betreuungspersonen von dieser „Anfälligkeit" wissen und eine andere Haltetechnik (z. B. am Oberarm statt an der Hand) anwenden.

Zu beachten beim „Chassaignac":
- Bei plötzlicher Schonung des Armes nach Zug an der Hand und schmerzhaftem Beugeversuch im Ellbogengelenk an „Chassaignac" denken!
- Schnell zum Fachmann (Kinderarzt/Kinderklinik).
- Genauen Unfallmechanismus schildern (um unnötige Untersuchungen zu vermeiden).
- Nach einer erfolgreichen Reposition kann sofort danach ein Gummibärchen von der Hand des betroffenen Armes schmerzfrei zum Mund geführt werden. Wenn nicht, war sie nicht erfolgreich und muss wiederholt werden.
- Unbedingt allen Betreuungspersonen diese Anfälligkeit mitteilen.
- Mit Wiederholungen (sog. Rezidiven) bis zum Schulalter rechnen.

38

Verbrühungen und Verbrennungen – die richtigen Erstmaßnahmen

Vor allem bei Säuglingen und Kleinkindern sind Verbrühungen und Verbrennungen sehr schnell passiert. Die Gefahren von heißen Flüssigkeiten, von Herd- und Ofenplatten, Bügeleisen usw. werden nicht richtig wahrgenommen oder unterschätzt.

Sehr viel hängt von den richtigen Sofortmaßnahmen nach einer Hitzeeinwirkung ab: Je länger Hitze auf die Haut einwirkt, desto stärker dringt sie in die Tiefe des Gewebes ein und desto schlimmer sind ihre Folgen. Deshalb ist die erste und wichtigste Maßnahme bei Verbrühungen, die von der heißen Flüssigkeit betroffene Kleidung schnellstmöglich auszuziehen, um die Hitzekontaktzeit so kurz wie möglich zu halten. Wenn die Haut freiliegt, kann sie mit **lauwarmen** Wasser aus dem Wasserhahn oder aus der Wasserflasche gekühlt werden. Dies wirkt schmerzlindernd, soll aber nicht länger als zehn Minuten durchgeführt werden. Keinesfalls mit Eis oder eiskaltem Wasser kühlen! Denn dies führt genauso wie durch Hitze zu einer Gewebeschädigung und damit zu einer Verschlimmerung der Unfallfolgen.

Die Abschätzung der Größe der betroffenen Fläche erfolgt am einfachsten mit der Handflächenregel: die Größe der Patientenhand entspricht etwa 1 % seiner Körperoberfläche.

Die Hitzefolgen werden in drei Grade eingeteilt:

Grad 1: Rötung, leichte Schwellung und Schmerzen (wie beim Sonnenbrand)
Grad 2: Blasenbildung und Schmerzen
Grad 3: Zerstörung der Haut (eher weißer Wundgrund), wenig Schmerzen

C. Metzler, *Der Kinderarzt vom Bodensee – Medizinische Tipps für Eltern*, https://doi.org/10.1007/978-3-662-63390-8_38

In Abhängigkeit von dem Grad, dem Ort und der betroffenen Fläche erfolgen die weiteren Maßnahmen:

Kleinere Hautrötungen (Grad 1) – **und nur diese** – können mit Brand- oder Insektenstichgel behandelt werden – ein Arztbesuch ist nicht unbedingt nötig (außer das Gesicht ist betroffen).

Ab Grad 2 (Blasenbildung) und bei Hautzerstörung (Grad 3) ist es wichtig, die betroffene Stelle mit einem sauberen Tuch oder Kompressen abzudecken und sie unbedingt anschließend von Fachpersonal versorgen zu lassen.

Sind bei Kindern mehr als 8 % der Körperoberfläche (mehr als acht Handflächen) betroffen, besteht Lebensgefahr durch den Verlust der eiweißreichen Blasenflüssigkeit. Deshalb müssen Sie unbedingt den Notarzt (**112**) rufen, der den Transport in die Klinik begleiten muss.

Im Zweifel immer den Kinder- oder Dienstarzt anrufen und das weitere Vorgehen abstimmen.

Sofortmaßnahmen nach Verbrühung/Verbrennung:
- Wie immer bei Notfällen: ruhig bleiben.
- Nasse Kleidung sofort ausziehen.
- Mit lauwarmem Wasser maximal zehn Minuten kühlen.
- Grad und Ausmaß abschätzen.
- Sind größere Flächen (acht oder mehr Handflächen) ab Grad 2 betroffen: Notarzt rufen (**112**).
- Mit sauberem Tuch oder Kompressen abdecken.
- Wenn vorhanden: Schmerzmittel (Zäpfchen oder Saft) geben.
- Sämtliche Wunden ab Grad 2 (Blasen) ärztlich erstversorgen lassen.
- Nur bei ausschließlicher Rötung (Sonnenbrand) ist das Auftragen von Brandgel möglich.

39

Vergiftungen – schnelles Handeln erforderlich

Die meisten Vergiftungen bei Kindern passieren, indem giftige Planzen und Beeren, Medikamente und Reinigungsmittel in den Mund genommen und geschluckt werden.

Besonders von Bedeutung ist es hier, dass Sie Ruhe bewahren, um die richtigen Schritte in der richtigen Reihenfolge zu tun!

1. Hat das Kind noch etwas „Verbotenes" im Mund, wischen Sie es mit dem Finger aus.
2. Bei Pflanzen/Beeren versuchen Sie mithilfe von Pflanzenführern oder Pflanzenbestimmungs-Apps herauszubekommen, was es war.
3. Arzt oder Vergiftungszentrale anrufen, dabei seien Sie auf folgende Fragen vorbereitet:
   - Wie alt und schwer ist das Kind?
   - Was (Verpackung bereithalten) und wie viel davon hat es geschluckt?
   - Wie lange ist das her?
4. Die vorgeschlagenen Maßnahmen der Vergiftungszentrale durchführen.

Einheitliche Telefonnummer der Vergiftungszentralen in Deutschland mit bundeslandspezifischer Vorwahl:

z. B. Baden-Württemberg: Vergiftungszentrale Freiburg 0761-19240
   Bayern: Vergiftungszentrale München 089-19240
   Berlin: Vergiftungszentrale 030-19240

C. Metzler, *Der Kinderarzt vom Bodensee – Medizinische Tipps für Eltern*, https://doi.org/10.1007/978-3-662-63390-8_39

Vorsicht bei verschluckten Medikamenten!
Bunte Pillen und Tabletten in knisternden Blisterverpackungen haben eine
verführerische Anziehungskraft für Babys und Kleinkinder – sie werden
manchmal für Bonbons gehalten, in den Mund gesteckt und verschluckt.
Tabletten für Erwachsene sind für ein Gewicht von 60 und mehr Kilogramm
vorgesehen – kleine Kinder mit wenigen Kilos können deshalb durch sie rasch
in Lebensgefahr geraten.

> **Wichtig**
> Der Grundsatz bei Vergiftungsgefahr:
>   Schnellstmöglich die richtigen Maßnahmen ergreifen!

Deshalb sollten Sie unbedingt die Nummer der für Sie zuständigen Vergiftungszentrale im Telefon einspeichern und sich von dort im Notfall die
nötigen Maßnahmen sagen lassen. Meistens ist eine stationäre Aufnahme erforderlich, manchmal gibt es ein „Gegenmittel" oder die Notwendigkeit für
eine Magenspülung, oft reicht eine stationäre Beobachtung für eine bestimmte
Zeit als einzige Maßnahme aus.

Bei Verätzungen der Mundhöhle und Speiseröhre durch scharfe Reinigungsmittel ebenfalls unbedingt sofort den Rat der Vergiftungszentrale einholen,
um schnellstmöglich das Richtige zu tun!

Wenn ein Kind etwas wie Geschirrspülmittel in den Mund genommen hat,
durch das Schaum erzeugt werden kann, ist die sofortige Gabe von Simeticon
(Wirkstoff der Antiblähmittel/Entschäumer für Babys) sinnvoll. Simeticon
zerstört die Luftbläschen und dadurch den Schaum, der für die Lunge sehr
gefährlich ist, wenn er eingeatmet wird. Es ist also kein Fehler, wenn Ent-
schäumermittel aus der Säuglingszeit übrigbleibt und einen Platz im Medizin-
schränkchen beibehält.

40

Impfungen – wie entscheiden?

In Deutschland werden von der Stiko (Ständige Impfkommission) Impfungen und deren optimalen Impfzeitpunkt entsprechend einem Impfplan empfohlen, der ständig den aktuellen Erfordernissen angepasst wird. Schon im Alter von sechs Wochen kann die erste Impfung für Babys verabreicht werden. Spätestens dann sollten die Eltern die Entscheidung getroffen haben, ob sie ihr Kind „nach Plan" impfen lassen wollen oder nicht. Denn nur mit dem Einverständnis der Eltern dürfen Impfungen bei Kindern durchgeführt werden. Und genau darum geht es: Wie kommen Sie als Eltern zu der Fähigkeit, dieses Einverständnis zur Impfung **bewusst** geben oder verweigern zu können?

Für die meisten Eltern ist es klar: Sie richten sich nach den Empfehlungen der Stiko. Sie vertrauen auf die Expertise dieser Kommission, die aus Fachleuten aus verschiedenen Fachbereichen (Ärzte, Immunologen, Infektiologen, Epidemiologen) besteht und lassen ihre Kinder entsprechend deren vorgeschlagenem Impfplan impfen.

Einige Eltern sind verunsichert – sie wollen nur das Beste für ihr noch so kleines Baby. Sie denken darüber nach, ihr Kind zwar grundsätzlich schon, aber lieber vielleicht später und mit weniger als den empfohlenen Impfungen impfen zu lassen.

Ganz wenige Eltern lehnen Impfungen für ihre Kinder grundsätzlich ab.

Zu welchem Elterntyp gehören Sie?

Sich nach den Empfehlungen der Stiko zu richten im Vertrauen auf deren Kompetenz, ist für die meisten Eltern der Hauptgrund für ihre positive Impfentscheidung. Sie sind überzeugt, es nicht besser zu wissen als die Stiko und richten sich wie selbstverständlich nach deren Empfehlungen. Ihr Credo lau-

C. Metzler, *Der Kinderarzt vom Bodensee – Medizinische Tipps für Eltern*, https://doi.org/10.1007/978-3-662-63390-8_40

tet: „Aber klar lassen wir unser Kind impfen!". Hinweise auf mögliche Nebenwirkungen von Impfungen bringen sie nicht von ihrer Linie ab.

Eltern, die dieses volle Vertrauen in die Stiko nicht haben, suchen nach Antworten auf ihre Frage, was denn das Beste für ihr Kind sei. Sie informieren sich durch Bücher, Vorträge und Gespräche mit anderen Eltern, vor allem aber im Internet über Impfungen und bilden sich so ihre Meinung.

> Die häufigsten kritischen Fragen zu Impfungen:
> – Ist das nicht zu früh?
> – Sind Impfstoffe und ihre Nebenwirkungen nicht lebensbedrohlich?
> – Sind da nicht gefährliche Stoffe wie Quecksilber oder Aluminium enthalten?
> – Sind das nicht viel zu viele Impfstoffe auf einmal?
> – Gibt es denn die Krankheiten überhaupt noch?
> – Was gehen mich die anderen an?

Ein kleines Baby so früh zu impfen, bereitet manchen Eltern wegen dem möglicherweise überforderten Immunsystem Sorgen. Die allermeisten Experten sind sich allerdings einig, dass die empfohlenen Impfungen zu keiner Immunsystem-Überforderung führen, wohl aber die Krankheiten, die durch sie verhindert werden. Aus genau diesem Grund ist die frühe Immunisierung so wichtig. Dies bestätigt auch die nunmehr über Jahrzehnte gewonnene positive Erfahrung mit dem frühen Impfbeginn. Mit dem Impfen später zu beginnen ist vergleichbar mit dem Anlegen eines Sicherheitsgurtes im Auto bewusst erst einige Kilometer nach dem Start.

Impfungen gibt es in Form von Tot- und Lebendimpfstoffen. Bei den Totimpfstoffen sind es entweder abgetötete Krankheitserreger oder nur bestimmte Teile von ihnen, die das Immunsystem zur Bildung von schützenden Antikörpern anregen, ohne die Krankheit selbst auszulösen. Ein Lebendimpfstoff besteht aus Krankheitserregern, die so abgeschwächt oder inaktiviert sind, dass sie sich zwar im Körper vermehren und so das Immunsystem zur Bildung von Antikörpern anregen, die Krankheit selbst aber nicht oder nur ganz schwach und harmlos auslösen können. Zugelassene Impfstoffe unterliegen strengsten Auflagen und Kontrollen und gehören zu den sichersten Arzneimitteln, sind also nicht gefährlich.

Lebensbedrohliche Nebenwirkungen sind bei den modernen Impfstoffen so extrem selten, dass sie nicht gefürchtet werden müssen. Aber das war nicht immer so. Die Pockenimpfung zum Beispiel, die über viele Jahre eine von der Weltgesundheitsorganisation (WHO) weltweit eingeführte Pflichtimpfung war, hatte vielen gesunden Menschen geschadet und tausende getötet. Dies war der Preis für die seit 1980 bestehende weltweite Pockenfreiheit und die Tatsache, dass seit 1980 auch niemand mehr bis heute weder die tödliche Pockenerkrankung noch die gefährlichen Folgen der Pockenimpfung fürchten muss.

Die modernen Impfstoffe bekommen und behalten heute nur eine Zulassung, wenn ihr Nutzen ihre Nebenwirkungen überwiegt. Typische Nebenwirkungen von Impfungen sind lokale Hautreaktionen mit Schmerz, Verhärtung und Rötung, Fieber, vermehrtes Quengeln, aber auch vermehrte Müdigkeit. Diese Reaktionen sind zeitlich begrenzt und in der Regel problemlos beherrschbar. Schwere Impfkomplikationen sind extrem selten, kommen aber vereinzelt vor. Besteht jedoch kein Impfschutz und kommt es zur Krankheit, ist die Gefahr von Komplikationen demgegenüber wesentlich höher.

Zusatzstoffe in Impfstoffen sind unverzichtbar, um sie haltbar zu machen und um ihre Wirkung zu verstärken. Die Angst vor diesen „Fremdstoffen" ist einerseits zwar verständlich, andererseits müssen sie in Relation zu unserer „normalen" Aufnahme von Fremdstoffen gesehen werden. Früher wurden Quecksilberverbindungen (Thiomersal) in den alten Impfstoffen verwendet, in den modernen kommen sie jedoch nicht mehr vor. Der noch häufig eingesetzte Wirkungsverstärker Aluminiumhydroxid trägt dazu bei, die Menge des erforderlichen Impfstoffes zu reduzieren, also die Spritzenmenge kleinzuhalten. Dieses Aluminiumhydroxid wirkt in hoher Dosis wie ein Nervengift, wird aber in kleinsten Dosen von unserem Körper gut vertragen. Sie müssen wissen: Es ist in vielen wichtigen Lebensmitteln (Muttermilch und Kuhmilch, Gemüse, Salat und Schokolade) in deutlich höherer Konzentration enthalten als in den Impfstoffen.

Die meisten Standardimpfungen sind Mehrfachimpfungen, das heißt es befinden sich in einer Spritze mehrere Impfstoffe. Auf diese Weise können die Menge an Konservierungsstoffen und die Menge der erforderlichen „Piekser" reduziert werden, was zur besseren Verträglichkeit führt. So ist zum Beispiel die 6-fach-Impfung seit dem Jahr 2000 im Standardimpfplan erfolgreich etabliert. Die gleichzeitige Impfung von sechs Impfstoffen überfordert das Immunsystem in keinster Weise. Das menschliche Immunsystem muss sich ständig mit mehr als 100 Krankheitskeimen gleichzeitig auseinandersetzen und meistert diese Herausforderung problemlos, da spielen die sechs oder mehr zusätzlichen Impfstoffe keine Rolle.

Von dem Stiko-Impfplan abzuweichen und weniger Impfungen zu wollen ist grundsätzlich möglich, es gibt aber nur eine eingeschränkte Auswahl von Kombinationsimpfstoffen mit weniger Komponenten und es gibt nicht jede Impfung als Einzelimpfstoff. Dies schränkt die Auswahl erheblich ein.

Die meisten Krankheiten, gegen die geimpft wird, kommen nur noch sehr selten vor, sodass deren Gefährlichkeit nicht mehr wahrgenommen werden kann. Deshalb ist die Frage verständlich, ob überhaupt noch geimpft werden muss, wenn es sie doch (scheinbar) gar nicht mehr gibt. Das genau ist das Problem: Ohne die Impfungen gäbe es die Krankheiten wieder viel häufiger und damit all das Leid, um genau das zu verhindern die Impfstoffe entwickelt wurden und werden.

Wenn fast alle Menschen in einer Gruppe geimpft sind, können sich Krankheiten kaum mehr ausbreiten. Einzelne ungeimpfte Gruppenmitglieder haben so die Chance, sich nicht anzustecken. Dies nennt man Herden- oder besser Gemeinschaftsschutz. Von diesem Schutz profitieren Menschen, die zum Beispiel wegen einer die Abwehrkraft schwächenden Rheuma- oder Krebstherapie oder einfach wegen ihres Alters (wie Neugeborene) nicht geimpft und damit nicht geschützt sein können. So hat jede Impfung eine Auswirkung auf den Geimpften selbst wie auch auf die Gemeinschaft, in der er lebt.

Wem vertrauen Sie?

Ich selbst wurde als Vater bei meinen eigenen Kindern vor die gleichen Fragen gestellt. Für mich war die Antwort einfacher zu finden. Ich arbeitete in der Kinderklinik auf der Intensivstation. Dort erfuhr ich die Brutalität und Gefährlichkeit vieler Krankheiten mit eigenen Augen. Das Abwägen, ob ich meine Kinder dagegen impfen oder sie lieber die Krankheiten haben lassen wollte, fiel mir leichter, da ich beides kennengelernt und selbst erfahren habe. Ich musste niemanden fragen. Für mich war und ist bis heute, nach über 30.000 eigenhändig durchgeführten Impfungen, die Impfung mit großem Abstand das kleinere Übel als die Krankheit.

Bei den meisten Eltern überwiegen bei der Impffrage zunächst die Emotionen Sorge und Angst, etwas falsch zu machen. Das nötige Wissen für eine überlegte Entscheidung müssen sie von anderen holen. Neben Büchern und Broschüren gibt es im Zeitalter der digitalen Medien vor allem im Internet und in den sozialen Plattformen eine Vielzahl von Aussagen, Meinungen und Ratschlägen. Unter diesen findet sich ganz bestimmt früher oder später eine Aussage, die dem eigenen Gefühl sehr nahekommt und deshalb favorisiert wird. Von wem aber diese Aussage kommt und welche Qualifikation dahintersteckt, wird oft nicht überprüft. Aber ihr wird gleichwohl geglaubt und vertraut.

Besser ist es, so meine ich, wenn eine vertrauensvolle Eltern-Arzt-Beziehung die Basis für Aufklärung und Entscheidung bildet.

„Wenn wir das gewusst hätten, hätten wir uns anders entschieden."
Diesen Satz musste ich leider schon mehrmals hören, wenn ein Kind, das nicht geimpft war, schwer erkrankt war und jedes Mal wurde ich sehr traurig darüber. Mit einer umfassenden Aufklärung, in der die Konsequenzen einer Entscheidung besprochen werden, hätten dieser Satz und die damit verbundenen unnötigen Vorwürfe verhindert werden können.

Wie auch immer Sie sich bei der Impffrage entscheiden – Sie sollten stets zu Ihrer Entscheidung stehen können.

> Wichtig bei der Impfentscheidung
> – Achten Sie darauf, bei wem Sie sich informieren und wem Sie Glauben schenken.
> – Werfen Sie unbedingt einen Blick auf beide Seiten (mit/ohne Impfung).
> – Wägen Sie ab – mit Gefühl **und** Verstand.

Weiterführende Literatur

Reinhardt et al (2014) Therapie und Krankheiten im Kindes- und Jugendalter, 9. Aufl. Springer

Remo H (2010) Largo/Martin Beglinger Schülerjahre. Piper

Remo H (2013) Largo/Monika Czernin Jugendjahre. Piper

Remo H (2019a) Largo Babyjahre. Piper

Remo H (2019b) Largo Kinderjahre. Piper

Stichwortverzeichnis

Printed in the United States
by Baker & Taylor Publisher Services